解離新時代

脳科学、愛着、精神分析との融合

Okano Kenichiro
岡野憲一郎

岩崎学術出版社

まえがき

　解離性障害に関する研究は日進月歩である。一方では生物学的研究が進み，他方では文化論に登場する。解離性障害のケースを扱った文学作品や映画なども多い。それぞれを個別にみていると方向性がかなり異なり，それこそこちらが「解離」してしまいそうである。本書は私が日々の解離の臨床に携わる中で解離に関連したさまざまなテーマについてできるだけ統合を図りつつ，かつそれを臨床に生かすことを目的とする。

　私の立場は精神科医として，そして精神分析家としてのそれであるが，その両方の視座からは，現在解離の世界で起きている不思議な現象が見えてくるようである。注目するべきなのは，精神分析の世界における「解離」研究がいつの間にか進んでいるという事実だ。それは明らかに 1970 年代，80 年代以降，心的なトラウマに関連したさまざまな心の病理に対する関心の高まりの中で生まれてきたといえよう。また他方，精神医学の世界では解離が大脳生理学的な所見との関連でより広く論じられるようになってきている。その意味で現代では解離の静かなブームが起きているといっていいであろう。

　解離とは不思議な概念である。通常にも見られる心の働き，つまり正常範囲の防衛機制として捉えられることがある一方で，深刻な精神障害を来す病理的な現象とも考えられる。そしてその深刻な解離現象は多くの大脳生理学的な変化を伴い，それが近年の画像技術の進歩とともに多くの研究を生んでいるのである。

　私が本書で論じたいのは，この近年の解離の理解が，一方では力動的な立場から，他方では脳科学的な立場からアプローチされるようになるに従って浮かび上がってきた新たなる姿である。それは依然として多くの謎や不明な点を含みながらも，心がさまざまな視点からのアプローチを必要としているという現実を示唆しているともいえるのである。まさに解離という現象が，心への多方面からのアプローチを要請しているのだ。その意味で解離を研究し扱うことの醍醐味を本書が少しでも伝えられればと願っている。

目　次

まえがき　iii

序　章　解離の何が新しいのか?　1
世の中の人はあいかわらず解離を理解しない　1
「解離否認症候群」?　2
「症候群」に敢えて反論するならば……　4
『プリズム』というストーリー　6
解離が生じる仕組み（1）
　──人の意図は自分の意図?　7
解離が生じる仕組み（2）
　──キャパシティを超えた体験　8
私たちの心は解離的である　10
「弱い解離」と「強い解離」　11
精神分析における解離の議論　11

第 1 部　解離と脳科学，精神分析

第 1 章　解離と脳科学，愛着理論
　　　──アラン・ショアの仕事　15
解離と右脳　18
CANという概念　21
最後に──ショアの説く自己の理論　23

第 2 章　トラウマ記憶，解離，再固定化　24
きわめて重要な「再固定化」の概念　26
再固定化で起きていること　30

第3章　再固定化の治療への応用
　　　——ブルース・エッカーらの試み　　33
　　エッカーらによるTRPの事例　　35
　　TRPのその他の事例　　39

第4章　トラウマ記憶の知見を解離の治療に
　　　応用できるか?　　50
　　再固定化とデブリーフィングの問題　　53
　　デブリーフィングの問題から学ぶこと
　　　——新しいトラウマ記憶と古いトラウマ記憶　　56
　　記憶の再固定で起きていること——「補助線」仮説　　58
　　神経回路どうしのつながりが不完全な場合　　61
　　最後に——解離との関連で　　63

第5章　解離と精神分析（1）
　　　——ドンネル・スターンの理論　　66
　　そもそもエナクトメントとは？　　68
　　「解離の対人化」としてのエナクトメント　　70
　　サリバンの概念との関連　　72
　　分析家の側の解離　　72
　　スターンによる葛藤の問い直し　　77
　　解離とその苦しみ　　78
　　精神分析における解離理論から見えること　　81

第6章　解離と精神分析（2）
　　　——フィリップ・ブロンバーグの理論　　83
　　葛藤と解離　　85
　　心に関する理論は，抑制と解離で十分ではないか？　　86
　　技法について　　87
　　無意識について　　88

第2部　解離治療の最前線

第7章　どのように出会い，どのように面接するのか？　*95*

最初に「ここに来るまで大変でしたね」
　という気持ちで迎える　*96*
現病歴を聞く　*97*
生育歴と社会生活歴　*100*
精神症状検査および人格部分との接触　*101*
診断および治療指針の説明　*103*

第8章　どのように診断するか？
　　　　──DSM-5による変更点を取り入れて　*105*

DSM-5における変更点　*107*

第9章　どのように鑑別するか？　*121*

最初に　*121*
精神病との鑑別　*122*
統合失調症の解離性サブタイプ　*125*
境界性パーソナリティ障害（BPD）　*126*
側頭葉てんかん　*127*

第10章　どのようにトラウマを扱うか？　*129*

治療的に「トラウマを忘れようとする」こと　*131*
解離性障害の治療における
　「寝た子は起こさない」　*134*
トラウマに直面すること　*135*

第11章　どのようにDIDを治療するか？　*137*

DIDの治療　*138*
解離性遁走の治療　*142*
おわりに　*143*

第12章　どのように再固定化療法を治療に用いるか？　*144*

　　　　別の人格部分との出会いは
　　　　　トラウマ記憶の再演でもある　*145*
　　　　一見普通の（ANP的な）子どもの
　　　　　人格部分とのかかわり　*148*
　　　　別の人格部分との治療的な接触は，それ自体が
　　　　　「ミスマッチ」となりうる　*149*
　　　　TRPは解離性遁走には当てはまらない？　*150*

第13章　どのように子どもの人格部分を扱うか？　*152*
　　　　子どもの人格部分への応対　*155*
　　　　いわゆる「出癖（でぐせ）」について　*156*
　　　　子どもの人格部分の成長という現象　*159*
　　　　子どもの人格部分が大人の情報を
　　　　　知っているということ　*161*

第14章　解離に基づく非力動的な精神分析理論　*163*
　　　　脳の活動の可視化によりどのように心の理解は
　　　　　深まったか？　*163*
　　　　ハードウェアとしての脳を知ることで無意識の在り方は
　　　　　どのように変わるか？　*166*
　　　　解離の病理を説明する非力動的，離散的な
　　　　　精神分析理論　*170*
　　　　おわりに──治療論に向けて　*174*

付　章　気になる解離の論客たち　*177*
　　　　ポール・デル先生　*177*
　　　　柴山雅俊先生　*178*
　　　　野間俊一先生　*181*
　　　　細澤仁先生　*184*

参考文献　*187*
あとがき　*195*
人名索引　*197*
事項索引　*199*

序章　解離の何が新しいのか?

　本書の内容は理論的ですぐには理解できない部分も多いかもしれない。そこで最初にこの序章を設けて、いくつかのトピックについてなるべく平易に論じることで、本書への導入としたい。

世の中の人はあいかわらず解離を理解しない

　世の人々は解離性障害をどのように理解しているのだろうか？　一般の人々の間でも、解離性障害に対する興味は徐々に広がっているようである。しかし世の中の精神科医は、どうなのだろうか？　私も精神科医だから、彼らは私のお仲間である。友達といえる人たちもたくさんいる。尊敬すべき先達も多い。しかし彼らの大半は、解離の診断や治療については敬遠しがちである。

　先日『プリズム』(百田尚樹)という本を手に取った。解離性障害をテーマにした小説である。たまたま本文を読む前に「解説」に目を通したが、そこに書かれている精神科医の言葉には驚いた。これを読むことでますます一般の人々のこの障害についての誤解が深まるのではないかとの懸念を持った。

　少し引用させていただく。

　　　わたし自身は、岩本広志のような「見事な多重人格」とは出会ったことがない。ただ、あたかも多重人格だけれども実はそれを装っているだけ(決して詐病ではなく、本人がそのように思い込むところに病理がある)といったケースなら何名か知っている。多重人格といういかにもドラ

> マチックでしかも精神科医が関心を向けそうな症状を呈することで，自分自身をアピールしている。わたしはこんなに辛いんだ，こんなにユニークな私なのに（あるいはそれゆえに）世間はわたしを退ける，わたしはもっと注目され特別扱いされるべきだ――そんな気持ちが多重人格という大胆な症状に仮託されているのだ。（中略）こうしたケースに薬など無用である。人格変換という「派手な症状」にはあえて素っ気なく向き合い，アピールなんかしなくてもあなたは十分生きる価値があるし意味があるという事実を理解してもらうことに力を注ぐ。催眠療法とか精神分析などの込み入った療法を採用すると，むしろ本人は「多重人格であるわたし」を肯定された気分になって勢いづいてしまうので，淡々と対処していく。……
> 　（『プリズム』（百田尚樹，幻冬舎文庫，2014 年）解説文より）

　実はこの文章には，精神科医が持つべきではないと私が考えている態度が非常に多く見られる。

　もっとも解説者は「見事な多重人格」の存在を否定しない。自分は出会ったことがないとしながらも，それを扱った臨床家の存在は否定しないのだ。しかし，熱心な治療者との出会いが「多重人格という『物語』がより洗練され完璧なものへ向かってしまう危険」をはらみ，多重人格を訴える人たちは「自分を救ってくれなかった世間へ意趣返しを図るといったダークサイドを持つ」と書いている。つまり解説者は解離性同一性障害（dissociative identity disorder，以下本書では頻回に登場するので，「DID」と略記することにする）に対して懐疑的な目を向けていることがわかる。

「解離否認症候群」？

　私は，非常に優秀で高い臨床能力を持ちながら，この種の過ちに陥っている人がいることをとても興味深く思う。彼らのロジックは，以下の項目に表わされるように，ほぼ一定しているようである。そのためにこれは一種の「症候群」と呼んでいいような気がする。と言ってももちろんこれは病気とか障害という類のものではない。一種の誤謬であり，それは多分に文化的なものである。長い間解離性障害は「ヒステリー」と呼ばれ，子宮の病と見なされていた。過去十数世紀にわたって，優れた知性を備えた人々が多く輩出

したにもかかわらず，その誤謬を決定的に論駁することはなかったのだ。ということはそのような思考を担う文化が支配的であり，人はそれに抗することができなかったと考えるべきだろうか？

ともかくもその「症候群」を満たす項目を以下に掲げる。ただしこれは単に私のアイデアである。

解離否認症候群は以下の6項目にわたる主張を特徴とする。

1. 私は定型的な DID に出会ったことはあまりない。
2. ただし自分を解離性障害という患者には何人か出会ったことがある。
3. 自分がいくつかの人格部分を持つという主張はアピールであり，それ自体が一つのアイデンティティとなっている。
4. そのような患者への最善の対処の仕方は，人格部分が出現した場合に，それを相手にしないことである。
5. 人格部分は，それを相手にしないことで，その出現は起きなくなる。
6. 解離性障害はおおむね医原性と見なすことができる。

ちなみに4，5の「人格部分」とは，私が本書で用いる用語であり，これまで「交代人格」などと呼ばれてきたものである。本書ではバンデアハートらの『構造的解離：慢性外傷の理解と治療』の原書 "The Haunted Self" (van der Hart, et al., 2006) で用いられている "part of the personality" の日本語訳をそのまま踏襲することにする。

1980年代後半から1990年代にかけて，米国のメニンガー記念病院で研修していたころ，そこに多く存在していた精神分析家たちはこのような思考から脱することに大きな葛藤を持っていたことを思い出す。当時は DSM-III により DID（当時は「多重人格障害」）が正式に障害単位として認められ，また病院の特に非精神分析系のスタッフの間でこの障害を積極的に扱う人たちが増えてきていた。不思議なことに精神分析的な思考に親和性を持つほど，解離の存在を否定する立場を維持する傾向にあるという印象を持った。私が彼らに感じたのは，患者のペースに乗り，コントロールされてしまうことへの警戒心であった。精神分析的には，患者の防衛や抵抗を常に念頭に置き，その解釈を試みることが優先されるのである。

「症候群」に敢えて反論するならば……

　ここで「解離否認症候群」への反論を試みてみよう。一つには、『プリズム』の解説者の多重人格の捉え方に端的に表れている問題がある。「自分が多重人格だと装っているだけで……、そう思い込む」（解説文）というのはどのような現象だろうか？　一種の錯誤、あるいは勘違いなのだろうか？　たとえば自分を統合失調症であると「装っているだけで……、そう思い込む」人なら、そうでない理由をきちんと説明することでその誤った考えを捨てることができるかもしれない（その人が本当に統合失調症ではないならば、の話である）。そこには理路整然とした説明が功を奏するだろう。とすれば解説者は多重人格だと思い込んでいる人たちに、そうすればいいだけのことであろう。ところが彼はそのような訴えについては相手にせず、そっけなく向き合うだけであるという。統合失調症と勘違いしている人にもそうするだろうか？

　「装っているだけで……、そう思い込む」状態について理解しようとすると、結局一つの結論に至る。それはそのような状態は、存在するならおそらく妄想に最も近いということである。そうならばそれを否定することも、それに乗ることも逆効果ということになる。それこそ素っ気ない態度をとることになろう。しかし解説者はDIDを妄想とは考えていないようである。DIDが統合失調症などの精神病とは異なる病態であるという理解はあるからだ。

　結局ここでいう「思い込み」を精神医学的に把握するのは難しい。虚言でもないし妄想でもなく、また無視することで自然と消えていくような思考。精神医学的にはどのように理解すべきは、私にはわからない。

　実は同じような論法が、ある程度は「新型うつ」にもみられる。新型うつの人は、自分がうつだと「思い込む」けれど、本当のうつではない。そしてうつの診断書を作成したり薬物を投与したりすることでますます問題が錯綜するから、医師としては「素っ気ない態度」を取るのがいいであろう、というわけである（この議論については拙書『恥と自己愛トラウマ』（岩崎学術出版社、2014年）に私の考えを記した）。ただしこのようなことを書くとまたいろいろ議論がややこしくなる。「新型うつとDIDを一緒にするとは適切

ではない」という人が出てくる。そのような人の話を聞くと，DIDは正真正銘の病気だが，新型うつは偽物だ，という主張をする人と，それと真逆の立場をとる人がいるはずだ。ただし私の眼には両者は似たもののように映る。

「症候群」が持つもう一つの問題はより本質的と思われる。私はおそらく多くの「見事な多重人格」に出会っているが，彼女たちの大半は，症状により自己アピールをする人たちとは程遠いということだ。彼女たちの多くは解離症状や人格交代について自分でもあまり把握していないことが多い。自覚的には，時々記憶がなくなる，一人でいても声が聞こえる，という体験しかなく，しばしば異なる話し方や記憶を持つ人としてふるまうということを，他人に指摘されて初めて知る。そして多くはそのことを他人にはできるだけ隠そうとするのだ。なぜなら彼女たちは他人から「おかしい」と思われることを非常に恐れるからである。どうしてそのような人たちが症状を「アピール」していると言えるのだろうか？　そう捉えることは，かなり深刻な誤解を生むし，私にはそれが単なる学問上の立場の違いから来るとは思えない。おそらく深い偏見や差別心に根差しているような気がする。

ただしこの議論を複雑にしている問題がいくつかあることを私は心得ているつもりである。一つは解離に興味を持ち，「解離になりたい」という一部の人々の存在である。私自身は会ったことがないが，解離に興味を持ち，「そのような症状を持ってみたい」という願望や空想を持つ人は少なからずいるということを，患者さんたちから聞くことがある。私は「解離にはなりたいと思っても簡単にはなれない」という立場である。「解離になりたい」人たちは「解離になりたい」けれどもそうなれない人のはずだ。しかしそのような人たちの存在が，実際に解離を持つ人たちの訴えの信憑性を減じているとしたら，それも非常に困った問題である。

もう一つの問題は解離の患者さんの持つ，説得に対する受け身性である。あるDIDの患者さんはこう言った。

「私は時々，自分が人格部分のふりをしているのではないか，自分は甘えているだけではないかと心配になるのです。」

私は彼女の主治医として，その人格部分の出現の仕方が決して「演技」ではないことがわかっているつもりである。ただ自責の念が強く，後ろめたさにとらわれやすい彼女たちが，解離性障害を有しつつも「解離否認症候群」

にかかってしまうとしたら……。それは解離否認派の臨床家を援護してしまうことになりかねない。これは嘆息すべき事態である。

『プリズム』というストーリー

　ここで『プリズム』に戻って，とりあえず本文を読んでみた。間もなく私は一つの疑問を抱き始めた。百田氏自身は「症候群」を有するのか，それともそれを論駁するつもりなのか？　それともどちらでもいいから，ストーリーをともかく紡ぎたいのか？　もし彼が「多重人格」の本当の姿を知らしめたいのであれば，どうしてこの「解説」のままでいいのであろうか？

　ざっとストーリーの展開を紹介する。主人公の梅田聡子は既婚女性，主婦業の傍ら家庭教師を始める。そして成城の広い庭のある豪邸に住む小学生を担当することになる。この庭の存在が物語の展開にとって非常に重要である。主人公は休憩時間に庭に出て，ある男性と知り合う。その男性はその豪邸の離れに住む，そこのご主人の弟という設定である。次々と異なる顔を見せるその男性は，どうやらいくつかの人格部分を備えた人らしいということがわかるが，聡子はそのうちの一人の人格部分に興味を抱く。その男性も彼女に恋心を持つ。そして二人の関係は進展していく。聡子はその男性に同伴して彼を治療しているセラピストに会いに行き，そのセラピストに，治療への協力を請われる。そのプロセスで，作者はDIDあるいは解離性障害一般に懐疑的な人物を登場させる。それは主人公の配偶者である，博学のジャーナリストであり，彼の口から現在の解離性障害を取り巻く問題を語らせるのだ。その後ストーリーはさまざまに展開して……，まさかと思ったが本当に恋愛物語になっていく。すなわち聡子は，その男性の一人の人格部分である「卓也」と親密な関係に入っていくが，その卓也は主人格である「広志」に統合される運命にあり，その恋愛は悲しい結末を迎える。

　もちろんひとつの小説であり，フィクションである以上，臨床の観点から不自然な点は多くある。たとえば，統合の過程で，人格部分をあたかも実体的に扱い，一つの人格部分が別のそれに吸収されて融合するプロセスは，「絵にかいたよう」に描かれすぎている，など。しかし百田氏がDIDを真摯に理解し，患者が持つさまざまな迷いや苦悩をストーリーに織り込もうとし

ていることもわかる。読む者を惹きつけるストーリーの構成は見事としか言いようがない。私は小説に没入し，感動を得ることができた。ベストセラー小説家百田氏の筆力は健在である。

解離が生じる仕組み（1）――人の意図は自分の意図？

　この序章では，解離に関するいくつかのトピックをできるだけわかりやすい言葉で論じることを心掛けている。まずDIDが生じる仕組みについて考えてみよう。どうして彼女たちの心には，別の人格部分が宿るのだろうか？　『プリズム』の登場人物もそうであったが，なぜ幼少時のストレスやトラウマの存在が必然なのだろうか？

　解離性の人格部分が形成される状況の一つとして考えられるのは，他人の意図や願望や感情が，自分のものと混同されるような場合である。つまり他人の考えが自分のものとして取り込まれる，というプロセスである。

　皆さんも自分自身の子ども時代を思い出していただきたい。親の感情や意図に多くの場合さほど疑問を持たなかったはずである。親が肯定したり否定したり，心地よいと感じたり不快と感じたりすることはすなわち自分自身の体験でもあったはずだ。これは実は子どもの適応にとって重要なことなのであろう。

　しかしこうしたことが健全な状況においてのみ生じているわけではない。虐待やトラウマ，それに関連した解離の問題も，この同じ文脈で起きてしまう可能性がある。親に叩かれること，命令されること，あるいは無視され，生きている意味を奪われるような言葉を浴びせられること。それらも子どもによって無反省に受け入れられる傾向にある。「自分は叩かれてあたりまえの存在だ」という形で入っていくのだ。ただそれに伴う痛みや親への怒りや不満は芽生えてくる。それが心の別の個所で生じることが問題なのだ。しかもその「どこか」を特定はできない（将来脳科学が進めばわかるかもしれないが）。そこで私はそれを「心の奥にある箱の中」と患者さんに説明する。これが解離の始まり方の一つなのだ。

　ここで一つの疑問が生じる。どうして親に対する怒りや不満が，心の別の部位で生まれるのだろうか？　もともと子どもの心には生じるはずのないそ

れらの感情が？　親の感情や意図は子どもの感情や意図でもあったはずなのに？

　ここからは私の仮説である。子どもの取り入れの力はおそらく私たちが考える以上のものである。さまざまな思考や情動のパターンが雛形として，たとえばドラマを見て，友達と話して，物語を読んで入り込む。その中には他人から辛い仕事を押しつけられて不満に思い，相手を恨む人の話も出てくるだろう。子どもはそれにも同一化し，疑似体験をする。脳科学的にいえば子どものミラーニューロンがそこには深く関与しているはずだ。こうして子どもの心には，侵襲や迫害に対する怒りなどの，正常な心の反応も，パターンとしては成立しているのだ。つまり親からの辛い仕打ちを受けた子どもは，それを一方では淡々と受け入れつつも，心のどこかでは怒りや憎しみを伴って反応している部分を併せ持つのである。子どもが高い感性を持ち，正常なミラーニューロンの機能を備えていればこそ，そのような事態が生じるのだろう。そして，解離する傾向が人より強かったとしたら，それらは別々に成立し，一方は「箱の中」に隔離されたままで進行していく。実に不思議な現象ではあるが，解離の臨床をする側の人間に必要なのは，この不思議さや分かりづらさに耐える能力なのだ。

解離が生じる仕組み(2)——キャパシティを超えた体験

　「解離はトラウマにより生じる」という見方は，すでに過去のものになりつつある，というのが私の考えである。明らかに欧米の精神医学の考えに発したこの見方は，一種のドグマになりつつあるのだ。ただしこの考えに真っ向から反対するわけではない。解離がある種の心のインパクトにより生じることは確かなのだが，それが必ずしもトラウマと呼べるものではない，というのが私の考えである。その意味では「トラウマ性のストレス」と呼ぶ方がより正確だろう。ともかくも「解離はトラウマにより生じる」という議論はもう少し丁寧に行わなければならない。さもないと，解離性障害の人の生活史にはたいてい幼児期の性的虐待が潜んでいる，という類の議論ばかりが先行してしまう。

　より正確に言えば，解離とは，キャパシティを超えるような体験をした時

に，一部の人に生じる現象だ。その体験が世にいうトラウマ体験に合致する場合もあれば，そうでない場合もある。

　ある患者さんは，幼児期に悪戯をして怒られると，肢をもって逆さ吊りにされたという。それも2階のベランダからだったというのだ。そしてその時に意識が遠のいたという。別の患者さんは幼少時に指しゃぶりがあった。そのためにそれを見つけられるたびに実際に鋏でその指を挟まれたという。その人もそのときに意識が遠のくのを感じた。さらに別の患者さんは両親の間の激しい口論や身体的な暴力を目の当たりにし，そのたびにボーっとなった。

　これらの例では，叱った親にとっては，子どもがぼんやりしたり，おとなしくなったり，悪癖をやめたりしたので，その「効果」はあったといえるかもしれない。そしてそれは「子どもが言うことを聞かないのは，厳しくしつけないからだ」とか「言うことを聞くまで厳しく叱ったり脅したりすればいいのだ」という比較的単純なロジックにつながりやすい。しかし一部の子どもにとってはそれが解離を用いる習慣のきっかけとなるような「トラウマ性のストレス」として働くのだ。

　子どもが解離を起こすきっかけは，ある意味では生活の中にあふれている可能性がある。毎年2月の初めの節分には，テレビで幼稚園などに鬼が訪れた様子が放映される。地元の大人が扮する優しき鬼たちであるが，それでも十分に迫力がある。鬼の面は恐ろしい形相であり，それをつけた大人は子どもの背丈には巨大で，まさに怪物である。幼稚園には大泣きしながら「もう悪いことはしません……」とつぶやき続ける子が続出だ。テレビではこれを一種の微笑ましい一コマとして映し出している。東北地方のナマハゲに「襲われ」て泣き叫ぶ子どもに対する視点も同じだ。でも子どもの側からしたらどうだろう。子どもは厳しくしつけるべし，という「常識」のもとでキャパシティを超えた体験を強いられることは，このように彼らには普通に起きることなのだ。「トラウマ」と呼ぶにはあまりに自然に，一つの風習として。

　ただし泣き叫ぶ子どもを見て，私たちはある意味では安心していいかもしれない。恐怖におののき，涙を流し，「もう悪いことはしません」という反応は，「正常」でもある。その中にボーッとして，一点を見つめるだけの子どもがいたら，その子の中では解離が起きているのかもしれない。子どもに一度や二度解離反応が起きたからといって，特に問題はないのだが，それが

長引く形で繰り返されることにより，解離性障害が形成されていくのである。

私たちの心は解離的である

ところで解離とは，何か特別な心の働きなのだろうか？　確かに DID の患者さんが報告する体験の多くは驚くべきものである。自分の中に他人が存在するという現象は，通常では考えられないことだ。しかしよくよく考えれば，**自分が自分という意識を持っていることもまた，途方もなく不思議な**ことなのだ。自分はどうして目の前の他者ではなくて私なのか？

おそらく私たちは自分が自分であることについて，あるいは自分が一人であることについて，通常は疑問を持たない。しかし自分の心に別の自分がいるという状態は，私たちが想像する以上に頻繁に起きていると私は考える。たとえば過去に起きたことを思い出す時，その回想に出てくる自分は，もう一人の自分，とは言えないだろうか？　あるいはもう一人の自分としてふるまうということはありえないだろうか？

昔米国にいた時にある患者さん（40 代女性）から以下のようなメールを受け取った（もちろん詳細は変更してある）。

> ひとり娘のテスがハイスクールのプロム（卒業の舞踏会）の準備だというので一緒に買い物に出ました。娘はクラスメートのボブに，一緒に行くことを誘われてうきうきしているんです。ところがドレスを選んでいる途中に，急に不機嫌になっている自分に気がつきました。ハイスクール時代の私が，心のどこかで激しく泣き叫んでいるのです。その時の私はプロムにどの男の子からも誘われず，さびしく家にいました。ジャニス・イアンの「17 歳のころ」のレコードを何度も聞きながら泣いていました。私がそんな思いをしたのに，テスはいい気になってプロムに参加できるなんて。なんだかテスが娘ではなくて，敵に見えてきました。旦那に逃げられて女手一つでテスを育てた私と違って，彼女はこれからも幸せに生きて結婚をするのかと思うと腹立たしくてたまりません。先生，わたしは悪い母親なのでしょうか？

この患者さんは DID の症状は持っていなかった。そもそも解離性障害の

診断はなく，うつ病で通院していた人だ。その彼女にもこのようなことが起きる。彼女の中で泣き叫ぶ17歳のころの自分は，一種の人格部分のようなものではないだろうか？　そして私は面接室で，解離以外の患者さんからもこの種のエピソードをしばしば耳にするのである。

「弱い解離」と「強い解離」

　このように考えると，解離にはどうやら2種類のものを想定した方がよさそうだ，という発想が生まれる。いわゆる精神医学的な疾患としての解離性障害。これを「強い解離」と呼ぼう。「強い解離」では，それまで人の思考や言動を受け持っている人格部分Aが，別の人格部分Bへと入れ替わり，Aはそれを遠くから眺めていたり，「寝て」しまっていてその間の記憶がなかったりする。いわば本格的な解離，と言えるだろう。そしてもうひとつは程度の差はあっても誰にでも起きうる解離である。こちらは「弱い解離」とでも呼べるもので，上の患者さんの例も，こちらに属するのかもしれない。

　この「強い解離」と「弱い解離」という分類は，実はドンネル・スターンDonnel Sternという精神分析家が導入した考え方だ。彼は「能動的な解離active dissociation」，ないしは「強い意味での解離dissociation in a strong sense」と「受動的な解離passive dissociation」，ないしは「弱い意味での解離dissociation in a weak sense」という分類を提唱した（Stern, 1997）。前者は無意識的な動機により私たちがある事柄から目を逸らしている状態で，こちらはトラウマに関係している。それに比べて後者は私たちが単に心の一部に注意を向けない種類の体験といえる。この両者を本書ではわかりやすく「強い解離」と「弱い解離」と呼ぶことにする。

精神分析における解離の議論

　スターンの名前が出たところで，この序章の最後に触れておきたいことがある。それは解離の理論と精神分析とのかかわりである。最近精神分析の世界で解離の議論が高まってきたのだ。歴史的にみて，精神分析と解離とは水と油の関係であった。そこにはジャネJanet, P.とフロイトFreud, S.の確執，

お互いのライバル関係という事情があったことは別の著書でも論じた（岡野,2011）。ところがここが実にアメリカ的，という気がするのであるが，精神分析の世界でもいつの間にか，ごく当たり前のように解離の議論が始まっていたのである。「精神分析で解離の議論があるのですか？」と尋ねればおそらく「それは当たり前じゃないですか？　フロイトの昔からあった話ですよ」と言われそうな雰囲気だ。実際に精神分析においてもトラウマの経験を持つ患者さんたちは多く，解離の問題はしばしば臨床的に遭遇する。その精神分析で解離の議論が生じない方がおかしかったということになるが，それが一気にエナクトメントという概念と結びつけられて議論されるようになってきている。

　実は精神分析においても，解離は議論されてきた。その由来は非常に古い。しかしそれは決して表舞台に現れることはなかった。フロイトは解離よりは抑圧を重視していたが，たとえばフェアバーン Fairbairn はそうではなかった。彼のスキゾイドの理論はそのまま解離の議論に読み替えることも可能なほどである。彼は解離を，ふつうは意識にありながら，意識の本体からは分裂して，高度の独立性を保った精神生活の要素として認め，それは正常心理でも起きうるものとしたのである。フェアバーンはフロイトとは違い，解離を抑圧より上位のものとした上で次のような定式化を行った。すなわち抑圧とはその脅威が内的なものであるのに対し，解離ではそれが外的なもの，という理解の仕方である（Orange, et al., 1999）。このように最近精神分析の世界では，解離についての議論が盛んに行われているわけであるが，精神分析で論じられる解離と DID や解離性遁走のような「解離性障害」において論じられる解離とはかなり違っているのが現状である。精神分析家たちが日常的に DID の患者さんに出会っているということは想像しにくいからだ。それが上述の「弱い解離」と「強い解離」に見られるような違いなのである。端的にいって分析における解離はおおむねこの「弱い解離」に属するのである。

　本書では第 5, 6 章においてこの精神分析における解離の理論を詳述するが，その前提となるのがこの解離の性質の違いである。

第1部
解離と脳科学, 精神分析

第 1 章　解離と脳科学，愛着理論
——アラン・ショアの仕事

　解離という現象の理解は，脳科学を知ることで，どのように変わるのであろうか？　これは一般の人々にも臨床家にとっても重要な問題である。

　もちろん精神科医としての私はこの問題に大いに興味がある。しかし私自身は脳の研究を行うということはない。一人の人間が研究と臨床の両方に取り組むのにはあまりに時間が足りないのである。また私よりはるかに能力と熱意と時間とを持つ多くの研究者による脳の知見は続々と得られている。私にできるのは，優れた脳の研究者を導き手にしてそれを学び，一般の臨床家に伝えることである。

　私が現在その導き手と考える研究者の一人として，アラン・ショア Allan Schore 博士がいる。実は彼は，研究と臨床の両方を行うことは普通できない，といった先ほどの言葉の例外である。天は時々二物を与えることがある。

　ショア先生は大変な碩学である。彼は脳と臨床を結びつけて論じるという活動を極めて精力的に行っている。また彼は右脳の発達と解離の問題について非常に啓蒙的な著作を表している。この章は基本的に彼の論文「愛着トラウマと発達する右脳」(Schore, 2009) を手掛かりに探っていく。以下の文中の引用は，特に断りがなければこの論文からのものである。

　ショアの主張をひとことで言えば，解離という心の働きを脳科学との関連で探っていくと，**愛着の問題にまでさかのぼらなくてはならない**ということである。すなわち解離性障害とは，それが基本的にはいわゆる「愛着トラウマ」による障害のひとつと理解されることを常に念頭に置くべきなのである。ただし解離は愛着トラウマと深い関係があるといっても，それが愛着障害の

直接的な結果というわけではない。解離はその二次的な反応というのだ。ちなみにこの愛着トラウマというタームは，おそらくこれからの心理学や精神医学の世界では重要な意味を持つようになると私は考える。

　この愛着トラウマは，具体的な生理学的機序を有している。母親に感情の調節をしてもらえないことで交感神経系が興奮した状態が引き起こされる。そして心臓の鼓動や血圧が亢進し，発汗が生じる。しかしそれに対する二次的な反応として，今度は副交感神経の興奮が起きる。すると今度は逆に心拍数は低下し，血圧も低下し，ちょうど擬死のような状態になる。この時特に興奮しているのが背側迷走神経の方だ。ちなみに迷走神経を腹側，背側の2つに分けて考えるのは最近のスティーブン・ポージスの理論（Porges, 2001）である。解離は生理学的には後者が興奮した状態として理解できるというのである。

　ショアの議論はこの状態と，いわゆるタイプDの愛着との関連に転じる。タイプDの愛着とは，メアリー・エインスワース Mary Ainsworth の愛着の研究を継いだもう一人のメアリー（メアリー・メイン Mary Main）の業績だ。

　ここでこの愛着理論の由来となった研究について一言解説しておく。この研究は，子どもを実験室に招き入れ，親が出て行ったところで子どもが残された部屋にいきなり他人が侵入するという，いわゆるストレンジシチュエーション（見知らぬ状況）において，ストレスにさらされた子どもが示す反応についての分類である。このうちA，B，Cという分類を行ったのがエインスワースだが，後継者メアリー・メインがソロモンとともに新たに発見して提唱したのがタイプDである（Main & Solomon, 1986）。

　このタイプDでは非常に興味深いことが起きる。タイプA，B，Cのように子どもが親にしがみついたり，親に怒ったりという，比較的わかりやすいパターンを示さず，混乱してしまうのだ。ショアによれば，タイプDの特徴である**混乱と失見当は，解離と同義**だという。これは虐待を受けた子どもの80パーセントにみられるパターンであるという。

　わかりやすく言えば，このパターンを示す子どもの親はしばしば虐待的であり，子どもにとっては恐ろしい存在なため，子どもは親に安心して接近することができない。逆に親から後ずさったり，他人からも距離を置いて壁に向かっていったり，ということが起きるという。

このように解離性障害を,「幼児期の（性的）トラウマ」によるものとしてみるのではなく, 愛着の障害としてみることのメリットは大きい。そして特定の愛着パターンが解離性障害と関係するという所見は, 時には理論や予想が先行しやすい解離の議論にかなり確固とした実証的な素地を与えてくれるのだ。

　このタイプDについての話をもう少し続けよう。ショアはこれを示す赤ちゃんの行動は, 活動と抑制の共存だという。つまり他人の侵入という状況で, 愛着対象であるはずの親に向かおうとする傾向と, それを抑制するような傾向が同時に見られるのだ。ちょうど「アクセルとブレーキを両方踏んでいるような状態」と考えると分かりやすいかもしれない。そしてそれは, エネルギーを消費する交感神経系と, それを節約しようとする副交感神経系の両方がパラドキシカルに賦活されている状態であるとする。これが解離状態であるというのだ。

　このタイプDに類似の反応を示す子どもについては, エドワード・トロニック Edward Tronick らによる, いわゆる「能面パラダイム still-face paradigm」の研究がある（Hesse & Main, 2006）。それによれば, 子どもに対面する親がいきなり表情を消して能面のようになると, 子どもはそれに恐れをなし, 急に体を支えられなくなったり, 目をそらせたり, 抑うつ的になったり, といった解離のような反応を起こすというのだ。

　このタイプDの愛着の概念が興味深いのは, そこで問題になっている解離様の反応は, 実は母親の側にもみられるという点だ。母親は時には子どもの前で恐怖の表情を示し, あたかも子どもを恐れ, 解離してしまいそうな表情を見せることがあるという。そして母親に起きた解離は, 子どもに恐怖反応を起こさせるアラームとなるというのだ。

　このことからショアが提唱していることは以下の点だ。幼児は幼いころに母親を通して, その情緒反応を自分の中に取り込んでいく。それはより具体的には, 母親の特に右脳の皮質辺縁系のニューロンの発火パターンが取り入れられる, ということである。ちょうど子どもが母親の発する言葉やアクセントを自分の中に取り込むように, 脳の発火パターンそのものをコピーする, と考えるとわかりやすいであろう。そしてこれは, ストレスへの反応が世代間伝達を受けるということなのだ。そこに解離様の反応の世代間伝達も含ま

れるのである。

　ちなみにこの点に関して，ひとつ紹介したい話がある。『やわらかな遺伝子』（Ridley, 2014）によれば，人間に育てられたサルは，初めはヘビを怖がらないという。そこで野生の大人のサルがヘビに反応する映像を子ザルたちに見せる。野生のサルが檻のてっぺんまで飛びついて，驚愕に口をパクパクさせるのを見せるのだ。すると子ザルたちはいっぺんでヘビを怖がるようになり，それ以後は模型のヘビにさえ近寄らなくなるという。

　これは子ザルたちがビデオを通して大人のサルの情緒反応パターンを取り込んだということになるだろう。ショアの主張のとおりである。ところがもっと想像を膨らませれば，子ザルたちは，ビデオを通して，一緒にトラウマを味わったことになるのではないだろうか？　いわばヘビに対する恐怖心は，一種のトラウマ体験が「世代間伝達」されるようにして継承されていくのである。

　話を解離に戻そう。子どもが幼少時に体験する解離は，このように刷り込みの意味を含むからこそ意義深いことになる。そしてそれは親の右脳の皮質辺縁系の回路が子どものそれに写し込まれるようにして成立するというわけである。もちろん子どもの解離体験のすべてがこのように成立するとは限らない。ただ愛着という文脈では往々にしてこのような現象が観察されるということである。

解離と右脳

　これまでの記述から，解離と愛着の問題の概要がご理解いただけたと思う。解離において生じていることは，愛着の障害の一環として理解できるというのだ。それは生理学的に言えば，交感神経の過剰な活動の次の相として起きてくる状態，すなわち副交感神経の過覚醒状態ということである。

　ところで愛着や解離の理論において，特にショアが強調するのが，右脳の機能の優位性である。そもそも愛着とは，母親と子どもの右脳の同調により深まっていく。親は視線や声のトーンを通して，そして体の接触を通して子どもとさまざまな情報を交換している。子どもの感情や自律神経の状態は，安定した母親のそれによって調節されていくのだ。この時期は子どもの中枢

神経や自律神経が急速に育ち，成熟に向かっていく。それらの成熟とともに，子どもは自分自身で感情や自律神経を調整するすべを学ぶ。究極的にはそれが当人の持つレジリエンスとなっていくのである。

　逆に愛着の失敗やトラウマ等で同調不全が生じた場合は，それが解離の病理にもつながっていく。つまりトラウマや解離反応において生じているのは，一種の右脳の機能不全というわけである。ショアがこれを強調するのには，それなりの根拠がある。というのも人間の発達段階において，特に生後の最初の1年でまず機能を発揮し始めるのは右脳だからだ。そのとき左脳はまだ成熟を始めていない。するとたとえば生後2カ月になり，後頭葉の皮質のシナプス形成が始まると，その情報は主として右脳に流れ，右脳が興奮を示す（Tzourio-Mazoyer, 2002）。子どもが成長し，左右の海馬の機能などが備わり，時系列的な記憶が生成され始めるのは，4, 5歳になってからだ。しかしではそれ以前に生じたトラウマは意味を持たないのかといえば，そうではない。赤ん坊は何も記憶ができない状態でも，すでに生理学的な存在として，その脳はさまざまなストレスに対する対応のパターンを形成していく。そしてそれは右脳を主座として生じる。そこで誤ったパターンが形成された場合は，その後の人生で大きな影響をこうむることになる。

　では右脳の機能がきちんと発達し，備わっていくことを示すのは何か。それが愛着なのである。愛着がきちんと成立することは，右脳が正常な機能を獲得したということを意味する。

　ところで解離において右脳で起きていることを知るためには，心的外傷後ストレス障害（以下PTSDと記載する）の右脳で起きていることを理解する必要がある。解離とPTSDは，ともに心的なトラウマに対する心ないしは脳の反応といえるが，そこでは**おおむね逆のことが起きているものとして説明し，理解するのが最近の傾向**である。PTSDに関する生物学的な研究はかなり進んでいるため，解離をそれの裏返しと考えることで，同時に解離の生物学的な理解も歩調を合わせることができるのだ。

　ただし少し複雑なのは，PTSDの患者でも，解離状態を呈することがあるという点だ（そのために，DSM-5でもPTSDの特定項目としての解離症状が示されたのである。第8章を参照）。PTSDでは典型的なフラッシュバックの時のように過覚醒になる時もあれば，鈍麻反応の時のように，心身の活

動が低下する場合もあり，後者の場合はより「解離的」となる。このことをかのバンデアコーク先生は，トラウマにおける「二相性の反応」と呼んだことはよく知られる（van der Kolk, 1987）。PTSDはすでに解離反応を内側に含んでいる，というのが解離論者の考え方である。

　ここからは少し複雑な話になる。まず，PTSDの典型的なフラッシュバックの際などの過覚醒状態を考えると，心臓の脈拍の高まりとともに，右後部帯状回，右尾状核，右後頭葉，右頭頂葉の興奮がみられるという（Lanius, et al., 2004）。そして解離状態の場合，ないしはPTSDの患者が典型的な状態から解離的な状態に反転した場合，たとえばトラウマ状況を描いた文章を聞くことで逆に脈拍数が下がったりする場合には，右の上，中側頭回の興奮のパターンが見られたり，あるいは右の島および前頭葉の興奮が見られるという（Lanius, 2005）。いずれにせよ過覚醒にしても解離状態にしても，そこで異常所見を示すのは右脳の各部ということになる。

　ではこれらの独特の脳の活動のパターンが形成されるのはいつなのか？ここで先ほど述べたタイプDの愛着の話が絡んでくる。つまりそれは幼少時であり，そのころにトラウマをこうむることで，右脳の独特の興奮のパターンが作り出され，それがフラッシュバックのような過剰興奮の状態と解離のようなむしろ低下した活動状態のパターンの両方を形成する可能性があるというわけだ。

　通常はトラウマが生じた際は，体中のアラームが鳴り響き，過覚醒状態となる。そこで母親による慰撫soothingが得られると，その過剰な興奮が徐々に和らぐ。しかしタイプDの愛着が形成されるような母子関係においては，その慰撫が得られず，その結果生じると考えられるのがこの解離なのだ。それはいわば過覚醒が反跳する形で逆の弛緩へと向かった状態と捉えることができるだろう。そしてこのように解離は特に右脳の情緒的な情報の統合の低下を意味するため，**右の前帯状回こそが解離の病理の座である**という説もある。

　ここでさらにショアの説を紹介するならば，右脳は左脳にも増して，大脳辺縁系やその他の皮質下の「闘争‐逃避」反応を生むような領域との連携を持つ。これは生後まずは右脳が働き始めるという事情を考えれば妥当な理解であろう。そして右脳の皮質と皮質下は通常は縦に連携をしているが，この

連携が外れてしまうのが解離なのである。ここで大脳皮質というのは知覚などの外的な情報のインプットが生じる部位だ。それに比べて皮質下の辺縁系や自律神経は，体や心の内側からのインプットが生じる場所である。そして皮質はその内側からのインプットを基本的には抑制する働きがある。そのことは，この抑制が外れるとき，たとえばお酒を飲んだ時にどうなるかを考えればよりよく理解できるだろう。

CANという概念

この右脳の機能をわかりやすく表す言葉として，CAN という概念がある。これは CNS-ANS limbic circuits の省略形である。ここで CNS とは中枢神経系 Central Nervous System を，ANS は自律神経系 Autonomic Nervous System を意味している。Limbic は「辺縁系」だ。つまり CAN とは「中枢神経 - 自律神経 - 辺縁系」を結ぶサーキットのことだ。上に述べた皮質と皮質下の連携のことである。

この CAN は内的，外的な刺激を統合し，目的に沿った行動に貢献するものである。その中では情報が「上から下へ」（つまり皮質から辺縁系へ）あるいは「下から上へ」と両方向に行き来し，交感，副交感神経のアウトプットを生じさせる。

この CAN にはさまざまな情報が入るが，それによりかなり柔軟な対応を見せ，交感，副交感神経は相互補完的に流動的に動く。ところがその柔軟性，流動性が失われてしまうのが，トラウマにおける反応である。それはたとえばトラウマ状況にある母親の一方での興奮と，他方での解離という情報を同時に得て両方向に引っ張られるという状況により生じる。それが極端になると，CAN の中の連携がちぐはぐになり，子どもも解離を起こすという。つまり解離とはこの CAN 内の齟齬，不調和という形をとるのである。ここでその不調和は，たとえば副交感神経のうちより洗練された腹部の機能から，同じ副交感神経の背部の機能に移ってしまうという形をとるという。

この理論の支えになっているのが，すでに紹介したポージスの理論である。彼によれば迷走神経は，進化論的により新しい腹側迷走神経と，より古い背側迷走神経に分かれ，ストレス時にはその支配が腹側から背側へと移り，よ

り原始的な反射としての解離状態が生じるというわけである。

　解離と右脳との関係，ないしは幼少時のトラウマと右脳の機能不全との関係については，近年になりさらにいろいろなエビデンスが出されているようだ。霊長類に関する研究によると，フリージング（固まり，凍りつき）状態では，右前頭葉の過活動（直観的には活動低下を想像しがちだが）とストレスホルモンの一種であるコルチゾールのレベルの低下がみられるという。ラットでも右頭頂葉の病変により，一定の条件下で生じていたフリージング現象が起きなくなるという研究もある。とにかく霊長類や幼児に見られるフリージングとは，背側迷走神経の興奮と徐脈とが関係し，それは深刻な病的解離であるというのがショアの説明である。

　ところでここは補足であるが，解離において起きていることを明らかにするということは，これまでの恐怖の際のキャノン Cannon の理論，つまり「fight-flight response 闘争‐逃避反応」だけでは十分ではなかったということを意味する。私もすでにこのことについて書いているが（岡野，2007），要するにキャノンのストレス時の2つのFの理論に，もうひとつのF，つまり freeze response（固まり反応）が加わるのだ。そしてそれだけではなくもう一つP，すなわち paralysis（麻痺反応）も加えなくてはならない。すると危機の際の反応は，

　積極的なもの……闘争，逃避
　消極的なもの……固まり，麻痺

の2種類に分かれることになる。そして後者の消極的なものは解離に関係づけられるというわけである。このうち固まり反射と麻痺との違いは，前者はまだ意識があるが，後者は意識がないという点にあるが，これは背側迷走神経核の興奮の度合いにより異なるらしい。ショックの際に徐脈になる反応というのが知られているが（恐怖徐脈 fear bradycardia），それがさらに深刻になると失神に至るということだ。

　ともかくも現代的な恐怖反応は，もはや「FF」ではなく，「FFFP」であるということは，記憶にとどめておきたい。

最後に――ショアの説く自己の理論

　最後にショアが呈示する自己 self の理論が興味深いので，付け加えておきたい。彼の説は，脳の発達とは自己の発達であり，それはもうひとつの自己（典型的な場合は母親のそれ）との交流により成立する，というものである。そしてそこでも最初に発達を開始する右脳の機能が大きく関与している。

　ショアは，**自己の表象は，左脳と右脳の両方に別々に存在する**という考えが，専門家の間でコンセンサスを得つつあるという。前者には言語的な自己表象が，後者には情緒的な自己表象が関係しているというわけだ。この右脳の自己表象とは，フロイトの無意識や，非明示的な情報処理とも関係しているという。このままだと右脳の自己というのはなにやら抽象的でつかみどころのないものなのだが，一説によると右脳の非言語的な自己を支えているのが，情緒的に際立った体験の記憶の集積であるという（Happaney, et al., 2004）。つまり具体的な体験や記憶がその右脳の自己のネットワークを紡いでいるということだ。そしてそれは身体的な自己の形成をもつかさどる。右の島前部 anterior insula，右の眼窩前頭皮質は共同で，意識化できるような内臓レベルでの反応を形成するという。それが自己の主観的な感情レベルの形成に貢献するのだ（Critchley, et al., 2004）。

　自己，といってもその具体的な基盤は，神経ネットワークにあり，それは記憶により成立している。そしてそれを妨害し，そのネットワークの成立を根底から揺るがすのがトラウマ体験であるという。右脳の刺激によりさまざまな離人体験が引き起こされるというブランケ（Blanke, 2002）らの研究もそれに関係しているということになる。この脳科学的な見地からの自己に関する大胆な提言をどのように理解するかは私たち次第なのだ。

第2章　トラウマ記憶，解離，再固定化

　本章では，解離とトラウマ記憶との関連について脳科学的な立場から論じる。

　トラウマ記憶をめぐる知見は，近年大きな進歩を遂げている。それに従ってこれまで常識であったことも新しい理解にとってかわられ，それに基づいた治療法が考案されつつあるのだ。

　1990年代までは，トラウマ記憶に関してはある漠然とした「常識」があった。それは「トラウマ記憶は長期にわたって残存し，おそらく一生消えない」というものである。私たちは一般に脳のレベルで生じた変化は，容易には変更し得ないという先入観を持っており，それはトラウマ記憶についても同様であった。

　一般人の大多数が，記憶というのは脳に記された一種の刻印であり，たとえて言えばレコード盤の上に記録された微細な凹凸のパターンのようなものであって，そこをレコード針によりなぞって再生させることが記憶を甦らせることだという考えを持っている。そして，その記憶のかなりの部分は，時間とともに徐々に薄れていく。「忘却」である。嫌な出来事も心地よい出来事も，時間の経過とともに徐々にその記憶はいわゆる「エビングハウス効果」に従って風化していく。ところが一部の記憶，特にトラウマ記憶は例外である。それらはしっかり脳に刻み付けられてしまい，フラッシュバックの形でかなりの詳細まで再生されてしまうからだ。だからトラウマ記憶は厄介なのである。

　トラウマ記憶がひとつの人格部分としての性質を帯びるほどに複合的である場合も，事情は同じである。幼少時にトラウマをきっかけにして生じた人

格部分がその後も継続して存在する傾向にあることは，この「トラウマ記憶は永遠である」という考えを支持しているかのように見える。

ところが最近このような考え方が徐々に変えられつつある。その発端となった米国マサチューセッツ総合病院のロジャー・ピットマン医師は，トラウマの体験を持った患者にある薬物を投与することで，そのトラウマ記憶が定着するのを抑制することができた，と発表した。2002年のことである（Pitman, 2002）。

ピットマン医師が使ったのは，内科では日常的に処方されている薬，いわゆるβ（ベータ）ブロッカーである。高血圧や頻脈にとてもよく用いられる薬だ。彼はトラウマを経験した人にこの薬を用いることで，その後のPTSDの発症を防ごうと試みたのだ。このβブロッカーの使用には，次のような理屈があった。

私たちの脳は，感情的な高まりを伴うような体験はそれだけ強く覚えこむという性質がある。入試の結果が張り出されるのを，掲示板の前でドキドキしながら待った時のことを忘れた人はあまりいないのではないか？　その際はいわゆるストレスホルモンといわれるエピネフリン，ノルエピネフリンなどが血中に放出されている。するとその時にあった出来事をしっかり記憶するようになる。より強い感情を伴った出来事ほど記憶されることの重要度が増すからだ。脳の仕組みとは実にうまくできているのである。

しかしトラウマ記憶が生じる場合には，この興奮が強すぎ，記憶が過剰に固定されてしまうという現象が起きている。そこでトラウマが起きた直後にこれらのストレスホルモンを抑える薬であるβブロッカー，たとえばインデラールを投与すると，それが記憶の過剰固定を抑えるというわけである。この実験はそれまで臨床家たちが持っていた常識，つまり過去のトラウマ記憶は消すことができないという考えを大きく変える可能性を示唆したことになるのである。

ちなみにピットマン先生とそのグループは10年後にはるかに大量のインデラールを用いてこの研究を追試したが，あまりめぼしい結果は得られなかったことが報告されている（Hogel, et al., 2012）。

ピットマン以外にもトラウマ記憶の制御に関する研究は急速に進んでいる。その発端となった研究の一つに，ジョゼフ・ルドゥ Joseph LeDoux らによ

り1999年に発表された研究がある。動物に中立的な刺激（痛み刺激や快感刺激ではなく，たとえばベルの音）を与えて，そのあとに不快刺激（たとえば肢への電気ショック）を与える。いわゆる条件刺激の典型だ。その際に脳の扁桃核にタンパク質合成阻害剤（アニソマイシンやサイクロヘキシミドなど）やメッセンジャーRNA阻害剤を注入すると，条件付けが阻害されるというものだ（Bailey, et al., 1999）。

その後同様の実験が行われ，扁桃核が記憶の固定に重要な役割を果たしていることがわかってきた。その扁桃核でも，特にその外側部が，恐怖の条件刺激に決定的な役割を果たしているということが明らかになったのである。

きわめて重要な「再固定化」の概念

ピットマンやルドゥの最初の研究は，情動的な体験に関する記憶がいかに形成されるかについてのものだった。しかし一度形成された情動体験の記憶を書き換えたり，それを忘れたりという試みは，どの程度可能なのだろうか？　これが臨床的には非常に重要になってくる。なぜなら治療者のもとを訪れる人の大半は，自然に薄れることがなく，いつまでもよみがえってくる記憶に悩まされているからである。このテーマの関連で，最近脳科学界をにぎわせているのが，再固定化 reconsolidation という概念だ（solid は固体，con-solidate は固化する，固定する，ということを意味する。すると reconsolidate は「再固定化」ということになる）。要するにいったん固定されたはずの記憶が，書き直されてまた再び固定されるという現象だ。記憶に関する多くの治療は，何らかの形でこの再固定化を目標にするといっていい。

再固定化に関連して，かなり以前（1968年）にこんな画期的な実験があったという（Misanin, 1968）。ミサニンらのグループは，ラットを使って記憶の実験をした。まずラットに籠の中のボトルから水を飲むという動作を覚えさせた。そして，その後にラットに条件付けを行った。音を鳴らした直後に足に軽い電気ショックを与えるというものである。さらにそのラットを2群に分けた。この条件付けの際に，足へのショック直後に頭に電気ショックを与えたグループと与えないグループである。ちなみに頭に電気ショックを与えると一種のてんかん発作のようになり，その直前のことを忘れてしまう。

すでに述べたアニソマイシンなどのタンパク質合成阻害剤を与えるよりずっと手早くできる（ただし脳全体にショックを与えるため，脳のどこの部分の機能を阻害したかということがわからないという欠点はあるが）。

さてこのような条件付けを2群のラットにしっかり行ったとしよう。当然ながら，頭に電気ショックを与えなかった群のラットは，音を鳴らすとボトルから水を飲む動作が遅くなるという影響が出た。いつ足に電気ショックが加わるかと思うと気が散ってしまうのだろう。それに比べて頭に電気ショックを与えられたラットは音を聞いても，足へのショックのことを何も覚えていないから平気でボトルを同じペースでなめ続けたという。

さてこの実験のどこが興味深いのか？　それは足にショックを与えて条件付けした群のラットは，「音が鳴ると足にショックを受ける」という，すでに固定された記憶を持っていたはずなのに，それが頭への電気ショックで消えてしまったという点である。すなわちこれは「再固定化」の例なのである (Rodriguez-Ortiz and Bermúdez-Rattoni, 2007)。

この実験の理解のために，私はこんな例を想像してみた。このラットと同じことが人間に起きた場合だ。たとえばてんかん発作を起こした場合，直前に起きたことを普通は覚えていないものだ。いわゆる逆行性健忘という現象であるが，それは新しい記憶がまだ固定されていないからだと考えられる。しかし昔の記憶については通常はあまり影響を受けないことが知られている。というのもその記憶はすでに定着しているからだ。

ところがある時てんかんの患者さんが，昔の出来事を思い出していたとする。たとえばAさんという人と10年前に会った時の記憶だ。ところがその直後にてんかん発作に見舞われてしまったとする。その結果としてその患者さんは，10年前にAさんと会ったというエピソードを「忘れて」しまう可能性がある。少なくともミサニン先生らの実験を人間に置き換えた場合，そのようなことが証明されたことになる。

このような実験を実際のてんかん発作を持つ人について確かめるすべはないかと考えていたところ，最近次のような報道に出会った。まさに偶然である。少し長いが引用しよう。

電気けいれん療法，記憶消去実験で成果——オランダの神経科学者

　オランダの神経科学者らが，ヒトの脳に電流を流し，辛い記憶を消去する実験を行い，その成果を 22 日発行の専門誌「ネーチャー・ニューロサイエンス」に掲載した。これは，トラウマ（心的外傷）や精神障害，薬物中毒などの疾患に対する治療改善に向けた野心的な探求の一環である。

　実験では，患者は辛い話を聞かされ写真を見せられる。1 週間後に電気けいれん療法（ECT）を受けた後，話を思い出してもらう。その結果，話は完全に記憶から消えていたことが分かった。実験を主導したオランダ・ラドバウド大学ナイメーヘン校の神経科学者 Mrijn Kroes 博士は「かなり強い影響がある」と，成果をあげたことを明らかにした。

　かつては，記憶がいったん脳に定着すると，ずっと保持され変わらないと見られていた。不安障害の患者は，新たな記憶を組み込むことで不安に打ち勝つよう治療された。だがそれでも古い記憶は残り，いつ思い出すのかわからないとされていた。しかし 10 年ほど前に，実験用のマウスに恐怖を覚えた出来事を想起させたところ，その出来事の記憶は一時的に不安定になったように見えたが，何もしなければ 2 度目にはその記憶は定着したことが分かった。これが，再固定化（リコンソリデーション）と呼ばれるプロセスである。

　ところが，再固定化のプロセスを妨害する薬剤をマウスの脳に直接注入すると，恐怖の記憶はすべて消去されたものの，その他の記憶は消去されなかった。

　ヒトの記憶の固定化のプロセスを妨害することができるかどうかは難しいとみられていた。ヒトの脳に薬剤を注入するのは危険なことだからだ。Kroes 博士らはその問題を避けられる方法を見いだした。

　同博士らの実験は，ECT を受けている深刻なうつ病患者 39 人を対象に行われた。これら患者は，ナレーションとともにコンピューター画面に映し出された 2 件の辛い話の写真を見せられた。1 つは，自動車事故に遭った子どもが手術で足を切断せざるを得なくなったというもの。もう 1 つは，姉妹が誘拐され，いたずらされたという話だった。

　1 週間後，39 人は無作為に 3 グループに分けられた。39 人は辛い物語のうちの一方について詳細を思い起こす（リアクティベート）ようさせられる。

　A グループはその直後に ECT を施され，翌日に両方の話をどの程度覚えているか複数回答のテストを受けた。すると，リアクティベートを行っ

ていない方の話については詳細をほとんど思い出した。しかしリアクティベートを行った話は記憶が極めて曖昧で，当てずっぽうといってもいいものだった。Bグループは，ECTを施された後，すぐに記憶テストを受けた。同グループの患者の記憶は両方の話とも完全だった。このことは，記憶に損傷を与えるには時間が掛かることをうかがわせる。CグループはECTを受けなかった。このグループは記憶がむしろはっきりした。これは，リアクティベーションもECTも記憶の再固定化を妨げ，ヒトの記憶を混乱させることを示している。

(The Wall Street Journal 2013年12月23日)
http://jp.wsj.com/news/articles/SB10001424052702303745204579275433986226114)

　ミサニンの実験の話に戻ろう。同様の実験は，後にさらにソフィスティケートされた形で2000年にナダーとそのグループによりなされた（Nader, et al., 2000）。
　この研究グループには，ルドゥの名前もあり，やはり彼の指導のもとで行われていることがわかる。この研究では，同じくラットを用いて，音を鳴らした後に足にショックを与えるというところまでは同じだが，今度はその後に頭に電気ショックを与える代わりに，脳の扁桃核にタンパク質合成阻害剤であるアニソマイシンを注射したという。すると音を鳴らしてもそのマウスは何も反応を示さなくなった。ということはアニソマイシンにより一度形成された学習が消去されてしまったということになる。またこの学習が残っているかどうかについては，ボトルを舐めるという行動の変化から，体の動きを止める（フリージング）長さという形に改められたという。これはいわば解離反応の生じている長さというふうにも考えられるであろう。
　このナダーたちの研究が優れている点は2つあった。1つは頭への電気ショックの代わりにタンパク質合成阻害剤のアニソマイシンを用いることで，学習の際のシナプスが形成されることを阻害したという過程がより明確になったということである。ここは少し説明が必要かもしれない。長期記憶が成立する，ということはシナプス間のつながりが成立するということで，それは究極的にはそこでのタンパク質合成が行われるということになる。シナプスの素材はタンパク質だからだ。そして何よりもそれを注入した場所，すな

わち扁桃核が記憶の固定ないし再固定の部位として特定できたということである。ちなみにこの辺の研究は現在ではますます盛んなようである。

　ここで改めて考えてみる。固定と再固定では，一体何処に違いがあるのだろうか，脳の中で，どのような物質が働いている（あるいは逆に，働いていない）ことがその違いを生んでいるのか，ということについて，多くの研究があるものの，はっきりとした結論には至っていないようだ。コンピューターのアナロジーが好きな人はこう考えるといい。ワープロソフトで文書を作り，最初に登録する。次にそれを引き出して少し手直しをして，更新して登録する。一体コンピューターの中ではどのようなことが起きていて，初期の登録と更新にはどのような違いがあるのだろう？　もちろんコンピューターの専門家なら答えを知っているはずである。しかし人間の場合はそうはいかないのである。

再固定化で起きていること

　ところで再固定化のプロセスには興味深い問題が潜んでいる。動物実験ではある記憶が十分に学習された後には，それを思い起こす際にアニソマイシンを注入しても，もはやその記憶は障害されないというのだ。ということは記憶の再固定化が可能な記憶と，そうでない記憶があるということになろう。そこでは記憶が十分に定着したものか否か，ということがその決め手の一つとなりそうだ。

　これについては次のような例を考えると分かりやすいだろうか。ある詩を完全に暗誦しつくしている場合は，それを再び声に出して朗読したからといって，その記憶が改編される可能性はないわけだ。そこで新たなタンパク質合成は行われないことになる。しかしそこに少しでも不完全な部分がある限りは，そこに改編の可能性がある。また想起の際に新しい情報が付け加わるような場合にも，アニソマイシンはその記憶自身を障害するという。

　以上のことは次のようにも理解される。記憶といっても完全なものはない。その一部は多くの場合時間とともに徐々に失われていく。「忘却」されていくのだ。するとあることを想起する際には，不完全になった記憶の部分を強化補強するためにシナプスが新たに再生，ないし新生されることになる。そ

の可能性は2つあるという。1つはすでに出来ているシナプスが強化されること。もう1つはそれに参加している神経細胞の数がより多く動員されるようになるということだ（Rodriguez-Ortiz and Bermúdez-Rattoni, 2007）。

いずれにせよ思い出すということは，その記憶のうち失われた部分を強化する，そのためにタンパク質合成が行われるということを意味するが，そこに記憶の改編が同時に起きている可能性があるのだ。

たとえばかやぶき屋根の農家に年に1度避暑に出かけるとしよう。しっかり作られた家だが，1年のうちには修繕する必要が生じ，そのために新しい萱を用いたり，襖を張り替えたりすることになる。大概私たちが作ったものはそのような手直しを必要とするという性質を持つ。そしてそれが新たなタンパク質合成に相当するのだ。

ここで完璧な記憶の例としては，コンピューターのそれを考えればいい。私たちが1年に1度使う資料をコンピューターのハードディスクから呼び出すとする。この場合はおそらく年度を書き換えるということさえしなければ全く同じ資料をそのまま用いることになる。しかし生身の人間にこのような現象は絶対に起きないのだ。とすれば記憶を想起するということは，多かれ少なかれかやぶき屋根の農家モデルに従うことになる。

これは実は不都合な事情を意味する。最初から曖昧な記憶は，それが想起される際に，誰かから誤った情報を与えられることで，少しずつ形を変えていくということにならないか？　つまり記憶は操作されてしまうことになる。本人が気がつかないうちに。しかし同時にこれは，固定されて何度もよみがえってくるような記憶を改変する可能性を秘めているということになりはしないか？　そう，それが治療への応用可能性を示していることになるのだ。

再固定化の話，さらに続くのであるが，ネットでは5年前に富山大学で，画期的な研究が行われたことが報告されている。以下にこのサイトの記載を参考にする（http://www.jst.go.jp/pr/announce/20100323/）。

アクチビンと呼ばれる物質がある。動物の体内で分泌されるホルモン因子として，さまざまな臓器において増殖や分化を制御することが知られていたが，その脳における働きは不明であったという。ところが富山大の井ノ口馨教授の研究グループは，これが再固定化のメカニズムに関与していることを発見したという。そのためにまず脳内アクチビン活性を人為的に制御できる

遺伝子操作マウスを世界で初めて作製したという。日本人の手でというのだから，これは画期的なことである。以下に引用する。

> このマウスを用いた研究により，記憶の再固定化が起きる実験条件下では，いったん強固に形成された恐怖記憶でも想起時に脳内アクチビンを阻害すると，その後，恐怖記憶が減弱すること，また消去学習が起きる実験条件下では，想起時に脳内アクチビン量を増やすと消去学習が抑制され，いったん形成された恐怖記憶が消去されにくくなることが分かりました。これらの結果から，脳内アクチビンは恐怖記憶の再固定化と消去学習の両方を制御していることを明らかにしました。
> （http://www.jst.go.jp/pr/announce/20100323/）

私なりに理解したところでは，このアクチビンとは，記憶の消去された部分や書き換えられる部分に対して働き，シナプスの新生や増強を促すことになる。これまでに紹介したアニソマイシンがこのプロセスにマイナスに働くとしたら，アクチビンとは逆にプラスに働く，おそらくBDNF（脳由来神経栄養因子）に類似した働きをするようなものではないか。

この研究は2010年3月ということであり，それから5年以上たった現時点でどれほどの成果が積み重なったかは，ネット上は明らかではない（というか，不思議なことにあまりこのテーマではヒットしないのだ。もっとセンセーショナルに扱われるはずなのだが）。ただアクチビンを薬物として与えることでPTSDのフラッシュバックを抑えることができるのではないか，などと臨床家の夢は膨らむのである。

第3章　再固定化の治療への応用
——ブルース・エッカーらの試み

　前章では再固定化に関する最近の研究について振り返ったが，今後治療への応用に論を進める前に少しおさらいしておきたい。前章の冒頭で述べたように，これまでは記憶というのは，一度形成された後はそのまま残っていくと考えられる傾向にあった。たとえて言えばレコード盤の上に記録された微細な凹凸のパターンのようなものである。再固定化について考える上で，このアナロジーを引き続き用いたい。

　最初にプラスチックのレコード盤に音が蓄えられる際，表面に細かい凹凸からなる溝が焼きつけられていく（実際には大量生産のために単に表面に凹凸をプレスしているだけだが，そのもとになる原盤が出来る場面を想像してみよう）。記憶を再生するとは，レコードの針を走らせ，その凹凸を感じ取り，音に再生することになる。最初のレコード盤の凹凸が同じである限り，再生される音も変わらないことになる。

　さて再固定化が起きるためには，一度記憶が不安定になり，可塑的にならなくてはならない。レコード盤の比喩で言えば，レコード盤の表面のプラスチックに新たな凹凸を刻み込む必要がある。これを起こすにはどうしたらいいのか？　単に思い出すことでは足りないらしい。

　ちなみに単に思い出すことにも用語がつけてある。それを再活性化 reactivation という。すでに出来上がったレコード盤の上を針がなぞることである。そこでレコード盤の針が表面の凹凸を拾っているときに，何かが加わるとプラスチック盤上の凹凸が書き変えられる。それがこれまでの研究では「新しい情報」ということだった。単に受動的に音を拾っていただけのレ

コード針が，逆に能動的にレコード盤に新たな情報を刻印していく。

おそらくレコード盤の音を受動的に拾っているだけの針が，同時に刻印しているというような現象が，記憶に関して生じるという発想を私たちは持っていなかった。そしてもう一つの問題は，この「新しい情報」がいったい何なのかが，これまではわからなかったことだ。しかしそのヒントになるような治療法が提唱されつつある。

ここで参考になるべき著書がある。ブルース・エッカー Bruce Ecker らによる『情動脳を開錠する Unlocking the Emotional Brain』という本だ（Ecker, Ticic, Hulley, 2012）。

この本のエッセンスをひとことで言えば，記憶の再固定化を促すのは，その記憶が想起された際に加わる，ある要素であるという。それを彼らは「ミスマッチ」と呼ぶ。記憶は，思い出すと同時に何か過去とマッチしないことが起きなくては再固定化されない。つまり，

再固定化＝再活性化＋ミスマッチ

ということになる。

再固定化についての知見が得られた当初は，「再固定化は，記憶が呼び起されることだけで起きる」という誤解が広まった。今でもそのような誤解が聞かれることがあるという。確かに臨床の場面でも，トラウマの記憶を呼び覚ますことそのものが，治療の一環だと単純に考える臨床家は少なくないかもしれない。ところが記憶が呼びさまされた状態でミスマッチな情報や刺激を与えることではじめて，再固定化が成立するというのだ。しかも記憶が呼びさまされてから一定の時間内にそれを行わなくては意味がない。この本ではそれを5時間の「**再固定化の時間帯 reconsolidation window**」としている。そしてそのプロセスを繰り返すことで，新たな学習が成立するというのがエッカーらの主張なのである。

ではこのミスマッチとは何か。それは期待を裏切るような「際立って新奇なこと，ないしは明確な矛盾 salient novelty or an outright contradiction」であるという。たとえば前章の実験で言うなら，ネズミが一定の音を聞いて，「いよいよこれから足にショックが来るな」と身を縮めた時，ショックの代わりに温かいミルクを与えられたり，柔らかい物体で体をなでられたり，ということだろう。こうしてネズミは「期待したことと違うことが起きた！」

というエラーメッセージを受け取ることになる。それにより徐々にネズミは一定の音により身をすくませることがなくなっていく。

ところでここで大事な点を指摘しておきたい。再固定化は、このネズミが記憶している「音が鳴った後に足に刺激を与えられた」という思い出そのものを消すことにはならないということだ。過去に電気刺激を受けて、不快を感じたことは覚えているが、それでも音を聞いて身をすくませることはもうない。つまりは陳述的な記憶（出来事記憶）の部分はそれとしてきちんと保存されているというわけだ。

この再固定化を用いた治療法のことをエッカーらは「コヒアレンス療法 Coherence Therapy」と呼び、その手続きを TRP（治療的再固定化のプロセス therapeutic reconsolidation process）としているので、今後この TRP という呼び方を用いよう。ちなみにここでの coherence とは一貫性、統一性、という意味だが、それは症状はその人の学習した結果から必然的に起きてくるのであり、その学習そのものを再固定化により改変することは、症状の消失に必ずつながる、というような意味である。エッカーらによる本書には、結局次のような治療の手法が描かれている。全部で 3 段階からなるという。

1. 症状を同定する
2. 治療対象となる学習内容を聞き取る
3. 学習内容の「DK（それまでの確信を崩すような知識 disconfirming knowledge）」を見出す。

エッカーらによる TRP の事例

エッカーらの本にはいくつかの具体例が載せられているのでまずはそのうちの最初の 3 つを参考にして説明しよう。ただし私なりに翻訳する過程で編集してある。これによりエッカーらが何を TRP として具体的に考えているかをつかむことができるであろう。

症例 A さん

A さんは 30 代の男性である。彼は職場で自己主張をするのが苦手である。何か言おうとしても、自分は意味のないことを主張しているのではな

いかと思い，なかなか口に出せないと言う。これが，「1」の「症状の同定」ということである。そこで治療セッションで，実際に職場で何かいいアイデアを出してみたことを想像してもらう。するとAさんは「自分は嫌われてしまった！」と感じられたと言う。さらにその状況をイメージしてもらうと，Aさんは「ああ，自己主張をしちゃって，人から嫌われている。あの自己中心的でろくでなしの父親のように自分は思われてしまっているんだ」と言う。そこで「2」の「治療対象となる学習内容」とは，「自己主張すると，父親のようにいやな人間に思われる」という思考になることがわかった。これをもう少しはっきりと言葉に直すならば，「少しでも自信を持つと，それは自己中心的で傲慢であり，父親のようになってしまう。だから自分は決して自信を持てない」となる。この文章を治療者がAさんと話し合って作成した後に，Aさんはこれを口に出して読んだ。その際に，心から，ないしは体のレベルで「この通りだなあ」と感じられることが大切であるという。治療者はこれをAさんにインデックスカードに書かせて，次の治療セッションまでに何度も読んでみるように指示した。

　次のセッションでAさんはこんな経験を報告したという。「昨日会社である企画が頭に浮かんだのですけれど，例により自信がなくて言い出せませんでした。ところが隣の同僚が同じ内容の企画を口に出して提案し，結構受け入れられたんです。私はその時ちょっとしたショックを受けました。」治療者はこの体験を「3」のDK（学習内容の確信を崩すような知識）として使うことを決めた。

　治療者はAさんに伝える。「では次のようなシーンを想像してください。あなたは仕事場の企画会議で一つのアイデアを思いつきますが，口に出さないことにします。そんなことをすると傲慢だと受け取られて嫌われるからです。すると誰かがそのアイデアを口にします。そして驚いたことに，誰もそれを傲慢とは思わず，そのアイデアを受け入れたのです！」このイメージトレーニングを治療者はAさんに何度もやってもらう。そうしてもう1枚のインデックスカードを取り出して，文章を書いてもらう。

　「少しでも自信を持つと，それは自己中心的で傲慢であり，父親になってしまう。だから自分は決して自信を持てないと思っていた。ところが実際に口にすると全然そんなことはなかったのだ！」

　Aさんはこれを次のセッションまでに暇さえあれば何度も取り出しては読んだ。

症例Ｂさん

　Ｂさんは37歳の女性である。彼女は女性のパートナーＪさんと8年連れ添ったが，最近別れてしまったと言う。しかしその辛さに耐えられずに，Ｊさんに電話をしては泣き崩れるということが何度も続いていた。Ｂさんは過剰にかかわりを求めてくる母親と，酒飲みで拒絶的な父親のもとに育ったが，両親は彼女が12歳のころに離婚してしまった。Ｂさんは「私とＪとの関係は，『根源的な結びつき』だったのよ。ちょうど子宮の中で母親と一体となっているようにね」と言う。治療者は「私と彼女が別れるなら……」という文章を作り，その「……」の部分を埋めるように言った。Ｂさんは「私と彼女が別れるなら，私は自分を失くしてしまうわ」と言った後，その意味が自分でも分からないと言った。「私は彼女の中でばかり揺れ動いていて，自分というものを考えなかったのよ。」それに対して治療者が「もしあなたが彼女になり，そして彼女を失ったとしたら，あなたが失われることに……」と言うと，Ｂさんは，「そうね，そういうことだわ！」と叫んだ。そこで治療者はＢさんにインデックスカードに次のように書くように言う。「私の大事な部分があなたになり，それを失いたくない。」そしてそれを次のセッションまでの2週間の間に何度も読んできてもらった。2週間たって現れたＢさんは言う。「何か変な感じ。私が2人いて，1人は私のそばにいて，もう1人はＪさんと付き合っていて……。でも私と彼女が一緒になるって，死ぬことじゃない？って思うようになり，変な気がするようになったのよ。それじゃうまくいかないわ。」そこで改めて治療者はＢさんに書いてもらった。「私は彼女と一緒になるといい気持ちかもしれないけれど，もっともっと悪いことが起きるわ。」これを治療者は繰り返してＢさんに唱えてもらうことになる。つまり誰かと一緒になることが心地よく，また恐ろしいという考えを何度も唱えるという治療を行うことになったと言う。

症例Ｃさん

　Ｃさんは30代前半の男性である。彼は仕事も長続きせず，ガールフレンドが出来ても2カ月と続かずにすぐに愛想をつかされてしまうと言う。「自分はどうせ何をやってもダメなんです」と自暴自棄になっていた。面接でいろいろ聞いて行くうちに父親の話が出てきた。彼の父親はＣさんを小さい頃から一度も褒めたことがなく，愛情のかけらも注いでくれなかったと言う。「私の人生が上手く行ってしまえば，私自身が困るんです。父

親が私をちゃんと育てたことになりますからね。」そういうＣさんに治療者は次のように伝えた。「目の前にお父さんを思い浮かべて下さい。そして『父さん，僕は仕事が上手く行っていて，今度給料をあげてもらうことになりましたよ』って言ってごらんなさい。」それを聞いてＣさんは言った。「すごく嫌な感じがします。というより緊張します。そんなことは言えませんよ。彼が父親としてうまく育ててくれたことを示すことになってしまいますからね」と言う。治療者は「ということは，あなたがいかにダメ人間かを示すことで，自分がいかに育て方を間違っていたかを父親に理解させたいというわけですね。」Ｃさんは「ふーん，そういうわけか。」ここで治療者は大事なことを指摘する。「でもＣさん。あなたはやはりお父さんに期待しているというわけだ。あなたがいかにダメ人間になったかを示すことで，お父さんは心から反省し改心して『俺はダメな父親だった。済まなかったね』とあなたに謝るということを，あなたは期待しているんでしょう？」そこでＣさんは意外そうな顔をする。

結局治療者はＣさんに次のようなセンテンスを言ってもらうことになった。「私の父は自分の過ちを正直に認めて謝るような人です。」それを口にしたＣさんは言った。「ありえない！！！」

以上Ａ，Ｂ，Ｃさんの３つの例を挙げてみた。どれも経過としては類似している。彼らの症状がある思考に基づいたものであると理解し，それと矛盾するような思考をつなぎ合わせ文を作り，カードに書いてもらったり復唱してもらったりする。たとえばＣさんの例では，「父親はろくでなしだ」という言葉と「父は正直ものだ」という言葉のミスマッチが，そしてそれが「隣同士に置かれていること juxtaposition」が治療の決め手となった。つまりろくでなしの父親，という頭にしみついた思考がいったんグラグラになり，別のものになって再固定化するというプロセスが可能になるというのだ。

以上の３つの例は必ずしも説得力があるとは言えず，「本当にこのようなことが可能なのか，これで治療になるのか？」という疑問を抱く読者もいるかもしれない。ただこれらを通して著者たちがどのような治療プロセスをTRPとして具体的に考えているかがわかるだろう。

私自身は，記憶の再固定化の例としてこれらが示されることを少し意外に

感じる。というのも，記憶の再固定化を考える際には，ある特定の出来事についての記憶が別の意味合いを持ち始める，という状況を一般には想定する。ところがこれらの例は記憶というよりはある種の思考を扱っているという気がするからだ。たとえばCさんの例では，「父親はろくでなしだ」というように。だからこれらの例はむしろ認知療法的なプロセスになぞらえることができるのではないか。しかしそれでもこれらの例がいずれも実際に治療効果がみられた例であるとするならば，むしろTRPをそのようなものとして理解することで治療への応用性も増す可能性があると考える。

　またこれらの例はいずれもイメージ療法的なニュアンスを含んでいるともいえるだろう。

　本書では他にも症例が続く。参考のために以下に紹介しておこう。

TRPのその他の事例

症例Dさん

　Dさんは20代後半の女性で，パニック発作を抱えている。特に閉所恐怖が酷い。車に乗っていて渋滞につかまると「まずい，自分は今ここから抜けられない！」と思い，胸のあたりがざわざわしてくる。そして深刻な発作が起きて来て，息ができずに気を失いそうになると言う。治療者は話を聞き，「なるほど，ではちょっとイメージトレーニングのようなものをやってみましょう」と提案する。

治療者：この間体験したパニック発作をありありと思い出してください。よろしいですね。今どこにいますか？
Dさん：高速道路の車の中です。渋滞につかまってしまいました。
治療者：状況をもう少し説明してください。
Dさん：隣の町から帰る途中です。夫が運転していて私に助手席にいます。
治療者：なるほど。いいですよ。その調子です。それでどうしましたか？
Dさん：私は「外の新鮮な空気が吸いたい。」と夫に言います。夫は「またか」といった感じで私にこう言います。「またキミの病気かい。気のせいだってことがわからないのか？　何か楽しいことでも考えろよ。」

私は結局夫の理解が得られないで，苦しいままで耐えるしかありません。
治療者：そうですか。では想像を膨らませて，そこから少し強気になり，大胆になったあなたを想像してください。普段なら言わないことも，しないこともしてみます。
Ｄさん：どうしようかしら……。そうですね，夫にこんなふうに言います。「あなたは本当に私の苦しさがわかってくれないのね。いつも気のせい，気のせいって……」
治療者：ご主人の反応は？
Ｄさん：何か，きょとんとしています。私がそんな言い方をしたことがないからだと思います。
治療者：その調子です。続けてください。
Ｄさん：「とにかく私は外の空気を吸うから」と言います。すると旦那は少しキレたようで，「そんなバカなことできるわけないだろう。ここは高速道路だぞ。警察が来るぞ」と言っています。
治療者：それでどうしますか？
Ｄさん：「私は死にそうなのよ。この際警察もなにも関係ないわ。」
治療者：あれ，大胆ですね。ふんふん，それで？
Ｄさん：構わずにドアを開けました。車は延々とつながっているのが見えます。高速道路に自分の足で立っているなんて，変な感じです。でも案外いい景色です。
治療者：呼吸の苦しさはどうですか？
Ｄさん：そうですね。少しいいようです。歩いてみようかしら。
治療者：旦那さんはどうです？
Ｄさん：なんかうるさく騒いでいます。だからドアを閉めちゃいました。何かそれでも中でギャーギャー言っています。
治療者：どんな気持ちですか？
Ｄさん：割とすっきりしています。少し歩いてみます。向こうの方で警官の姿が見えました。私に気がついたようです。でもいいんです。もう少しここら辺を歩き回ってみます。
治療者：どんな気持ちですか？
Ｄさん：へえ，こんな感じなんだ，と驚きます。旦那の言うことをいつも聞く必要はないんだ，と思いました。

　この種のセッションを何度か続けることで，Ｄさんは車の中でパニックに

陥ることが劇的に減ったと言う．

　このDさんの例は私がかなり脚色したので，本書に載っている実際の例とは少し雰囲気が違ったものになっているかもしれないが，ある程度ニュアンスは伝わったであろう．この例では車に閉じ込められて「まずい，ここから抜け出せない」となった状況でパニック発作を起こしていたDさんが，イメージの中で現実とは逆の体験をすることで，「再固定化」を引き起こすことができた．

　ちなみにエッカーらの本書においては，精神療法のさまざまな形態において，TRPに相当するプロセスが事実上組み込まれているという主張が行われる．つまり記憶の再固定化がそこに生じており，それが有効に生じるための記憶の不安定化とミスマッチという現象が起きているというわけである．これはある意味では非常に野心的でかつ重要な主張といえるだろう．

　著者は，その例としてEMDRを挙げる．EMDRを施行する人は分かると思うが，まず患者に過去に体験したトラウマ性の状況をイメージしてもらい，EMDRを施した後，深呼吸をするというステップを踏み，それを積み重ねていく．ただし，そこにはその記憶にミスマッチの記憶や思考の探索を行うというプロセスは特に含まれない．そこでもしその部分を組み込むとしたら，それはやはりTRP流のEMDRというべきであろう．

　続いて次の3つの例，E，F，Gさんの例に進もう．

症例Eさん

　Eさんは中年女性である．彼女は人生の中で誰かと親密な関係になろうとすると怖くなってしまい，その関係から身を引いてしまうということを何度も繰り返している．イメージ療法を施すと，母親に精神的に威圧されていたという子ども時代の記憶がよみがえってきた．しかし母親との記憶をいくら探っても何もEさんの関係性の問題に変化は見られなかった．そのうち両親が相互に相手から距離を置いて一種のダンスを踊っているようなイメージが想起された．同時に，親密さから身を引く衝動がEさんの体に感じられた．そこでそのイメージに集中してもらい，イメージの中の両親に，お互いに距離を遠ざける理由を聞いてみた．するとまず反応を見せたのは父親の方だった．Eさんがイメージの中で父親に，「お母さんも私もそばにずっと居続けるよ」と伝えると，やがて彼女は父親が抑うつ的だ

った自分の母親を失うことの恐ろしさを体感した。Eさんは理解と勇気づけと継続的なつながりを与えた。それらは父親の幼児期には欠如していたものであり，それゆえに確信を揺るがす体験となった。Eさんの体の中で，彼の感情のテンションが和らぐことが体験された。

　次に母親についても同様の試みを行った。しかしこちらの方は心の傷つきははるかに複雑で，父親の緊張が和らぐのに比べてさらに多くの準備的な作業が必要であった。ゆっくり注意深く，安全な抱える環境を提供し続けると，Eさんの心の中の父親が，治療者と母親との作業を見つめていることに気がついた。彼はそこから距離を保ちつつ，その作業を興味深く見つめていた。そのうちEさんのイメージの中の両親は，以前よりはるかに親密に関係を持つことができるようになった。この作業を続けていくことで，Eさん自身も親密な関係を持てるようになった。

　非常に簡略化したが，以上がEさんの治療の流れとなる。もちろんこのプロセスが一日で終わったわけでは決してなく，何セッションも同様の治療が行われたわけである。

症例Fさん

　Fさんは40代の男性で，一人娘の父親である。数年前にその一人娘が足を失い，そのことを非常に悔やむ毎日を送っていた。娘は髄膜炎にかかり，その時にできた血栓が足の血管に詰まったのが原因で，片足の膝下が壊死状態になり，それを切断しなくてはならなくなったのである。Fさんは，父親として，娘の髄膜炎の最初の微妙な兆候を発見できなかったことを悔やみ，自分を責めてばかりいた。そのために抑うつ的になり，不眠や怒りの爆発も起きるようになっていた。

　TRPによる治療は数回行われたが，最初の頃のセッションで治療者は，Fさんが自分を責めることは，それを責めないことからくる苦痛を回避するための手段であることを見出した。それをインデックスカードに書くように言った。「私の娘に対する罪は深く，自分を責めるのは地獄のようだが，自分を責めるのをやめてしまうのは，さらに辛いことである。自分は生きる価値のない人間である。」

　さらに検討を続けて行くと，Fさんの「少しでも努力を怠ってミスをすると自分は全くダメな人間であることの証明となる」という思考が明らかになる。この思考こそがFさんを人生のあらゆる場面で苦しめていたの

だ。そして娘の足を失った記憶を振り返ることを重ねていくと、ある時突然「いくら頑張っても、不幸なことは起きてしまうんだ！」という言葉が生まれた。この「努力をしてもダメなときはダメ」という考えは、Ｆさんが心のどこかに以前から持っていた考えであり、それが「努力をすれば必ず過ちを防げる」というメッセージに覆い隠されていた。

　治療によりこの「過ちは努力が足りないからだ！」の由来をさかのぼると、それはＦさんの父親が、幼少時からＦさんに繰り返し言っていたことに関係していることがわかった。Ｆさんが高校生の頃、フットボールで骨折した際も、「それはタックルの仕方が間違っていたからだ。正しいタックルをしたら骨折はあり得ない！」と父親に叱られたと言う。しかし彼の心の別の場所には、「頑張っても理不尽なことが起きる」という確信があった。治療者はこちらの方を十分体感してもらった上で、それをインデックスカードに書いてもらった。「努力をしたって自分がコントロールできないことはいくらでもある。」ただし「自分は失敗をして娘の足を奪ってしまい、生きる価値がない」という言葉が書いてあるカードの裏に、である。それを裏返して交互に読んでもらうことが宿題として課された。そしてこれがTRPの体験になり、Ｆさんの症状は回復したということである。

症例Ｇさん

　Ｇさんのケースの記述はわかり辛いが、臨床的には出会うタイプのケースなので、理解できた範囲で紹介する。

　　Ｇさんは40代前半の男性で、結婚して２人の幼い娘がいる。奥さんはキャリアウーマンで、Ｇさんの給料の５倍は稼ぐため、彼は結婚してからは主夫業に専念している。朝は早起きをし、２人の娘を送り出し、掃除洗濯をする。午後は夕食のための買い出しをし、学校から戻った娘たちの宿題を手伝う。そして夕方６時を過ぎると至福の時間が訪れる。妻が帰宅し、家事を交代してくれるからだ。そこで６時からはＧさんの「ドリンキングタイム」となる。妻の帰りを待って、彼は一人の世界に入り込み、寝るまでの時間を満喫するのだ。

　　自宅に帰った妻はそのようなＧさんに距離を置き、話しかけない。というよりすでに彼の方から「話しかけるなオーラ」を発している。そのため妻はそんなＧさんの機嫌を伺い、あまりかかわらないようにしている。と

もかくも家事全般をしっかりこなしてくれるので，それ以上は要求しないのだ。

　こうしてＧさんは過去数年も酒を毎晩飲み続け，肝臓を壊してTRPの受診となった。しかし治療者がいろいろ手を施しても彼のアルコールの量は一向に変わらない。一日10杯のバーボンというペースを変えようとしないのである。

　そこで治療者は彼にイメージ療法を施した。そして家の中で夕方6時になりリラックスした際に，肝心のアルコールを切らして飲めない状態になったことを想像してもらった。そしてユージン・ジェンドリンのフォーカシングにおけるフェルトセンスのテクニックを使用し，その時の体感を伝えてもらう。するとおなかの中に塊が感じられるようになったと言う。治療者がその場所や色まで想像してもらうと，真っ赤な熱い塊を報告した。そこで治療者はさらにその塊に「しゃべって」もらうよう促す。すると「何もいうな」と言う声がする。やがてＧさんは小さいころ母親の前にいて，同じような体験をしていたことを思い出す。

　その後結局話は幼児期にさかのぼり，Ｇさんは小さいころ学校で非常にみじめな時間を過ごしていたという話になる。勉強は苦手でスポーツもダメ，女の子にももてない。とにかく学校では自分をまったく価値のない人間と感じていたのだ。しかし母親は家に戻ったＧさんに学校でのことを聞きたがり，彼は黙ってしまって，親をヤキモキさせる。そのうちそれが彼の唯一コントロールできることだとわかった。母親に対して口をきかないということが彼女を操作し，Ｇさんに優越感を起こさせる。そこにひそかな喜びを見出すようになっていたのだ。そしてそれが現在の状態でも起きていたということになる。妻に食べさせてもらって主夫をしていた彼にとって，飲んだくれで体を壊しても酒を止めないというのが，唯一自己愛を守る方法だったのだ。

　さてこの後の臨床記述は，どのような治療者のかかわりがミスマッチを起こさせていたかが明確にはわからないようになっている。ただしこの治療者の立場が非常にパラドキシカルであり，苦労に満ちたものであったことは想像できる。なぜならＧさんのアルコール中毒を治そうという努力は，彼の力を奪うことになってしまうからだ。そこで治療者は「治そうとしないことで治そうとする」独特のスタンスをとることになる……。

症例Hさん

　60歳の独身女性Hさんは，体重が320ポンドあると言う（キロに直すと150キロほどであり，相当の体格ということになる）。胃のバイパス手術を受ける前にその判断が妥当であるかどうかアセスメントを受けるため，心理士のものに回されてきた。Hさんはまた，この手術を受けるためには，体重を10パーセントほど落とさなくてはならないとも言われていた。

　Hさんの肥満歴は長く，すでに幼少時からそうであったと言う。彼女はこれまであらゆる治療を行い，結局成功したことがなかった。治療者は尋ねた。「あなたはアセスメントのためにいらしたわけですが，治療もお考えですか？」それに対してHさんは鼻で笑う態度を示した。「治療ですって？　私が最初のダイエットをしたのはあなたが生まれる前のころよ。それから何度試みては失敗したかわからないわ。どうせあなたも私に対しては何もできないわよ。」それを聞いて，治療者は圧倒される思いだった。

　実際Hさんは過去に何度もダイエットを試み，著しい体重減少に成功しても，そのあとそれよりも早くリバウンドを繰り返していた。彼女は脂肪分を含むもの，甘いものをこの上なく好み，それを始終食べることに至福を感じていると言った。

　治療者はまずイメージの中で症状除去を行った。つまり症状を取り去ってどうなるかを想像してもらったのだ。するとHさんは「あらどうしよう，私がどんどんやせていくと……目立っちゃうわ」と言った。

　その後Hさんは幼少時の思い出を話した。ごく小さいころ，彼女はやせていて非常に可愛く，そのために6歳の頃，叔父やその友達に「誤った関心」を持たれてしまい，性的虐待を受けたと言う。そのころから猛烈に食べ始め，太ると彼らは彼女を放っておいてくれるということを発見したのだ。そのころからHさんは常に太っていて，「私が太っている限り，男性は私のことを相手にしないから私は安全だわ」と思うようになった。

　そこで治療者はインデックスカードに書いてもらった。「私は体重を減らしたくなんかない。私がやせたら，男性たちは私に振り向き，危険だからだ。もし体重を減らしたらひざへの負担や腰の痛みは減るでしょう。でも私は太っている方が大事です。」

　これを一日数回読んでもらって2週間経ち，Hさんは再び治療者のもとにやってきた。「不思議です。私は小さいころ性的虐待を受けたことについては，個人療法でもグループでも話していました。でもそれと肥満との間に関係があるなど一度も考えたことはありませんでした。」そして彼

女は，この10日間ほどは，正しいダイエットプランに従って，2,3ポンド体重を落としたと言う。そのうちHさんはインデックスカードを読みながら，違和感を覚えるようになった。「このカードに書かれていたことは，もう60歳の私には当てはまらなのではないかしら。私はもう体重を落としても，男性の関心を集めるということはないでしょう。」

これがいわばミスマッチの役目を果たすようになった。カードには「私はやせたとしても男性の関心を惹くことはあまりない」が付け加えられた。こうしてHさんは徐々にではあるが体重を減らすことに成功して，バイパス手術を必要としなくなった。教訓としては，いくら慢性の肥満を抱えている人でも，TRPは有効である，と書かれている。

症例Iさん

Iさんは車椅子の40代後半の女性で，近所の人に盗聴されていると訴えやって来た。そうした訴えの割に，彼女は平然として落ち着いているのが特徴だった。発症年齢や盗聴の訴え以外はまとまった思考を有している点で，統合失調症とは考えられなかった。Iさんは12年前の36歳の頃，誤って階段から落ちて脊髄を損傷したが，それまでは看護師として働き，さまざまなスポーツを楽しむ女性であった。

事故からしばらくしてIさんは多発性硬化症の症状も出るようになった。それから両親のもとに戻った45歳の頃に，Iさんは2度目の事故に遭った。ゴミ捨てをしている間に車いすが横倒しになり，脊髄損傷を悪化させ，さらに体の動きが制限されてしまうことになったのだ。そして2年前から幻聴が始まった。それは彼女が「不具で，役立たずで，社会に迷惑をかけてばっかりいる」と罵る声であったと言う。さらにその声は「お前さえその気になりさえすれば，立ち上がって歩くこともできるんだ！」と言うのだそうだ。そしてその声が朝も夜も聞こえるために，自分は見張られ，盗聴されているに違いないと感じ，冒頭の被害妄想となったのである。

治療者がEMDRを交えて2度目の事故について振り返っている時，Iさんは突然「こんな車椅子の生活はまっぴらよ！」と怒りをぶちまけることがあった。それはその時までは幻聴の形で限定されていた彼女の激しい感情であった。それからIさんは事故のことではなく，それまで封印していたさまざまな感情を語るようになったと言う。「人に助けを求めるなん

て，私はなんて自己中心的なんだろう！」「自分は父親を十分にケアするべきだ。」（彼女は母親を最近亡くしていたが，その後は父親も抑うつ的になっていた。）そして他人の世話をすることだけが自分の価値を表し，たとえ半身不随になっていても，それを理由にして他人を世話できない自分はどうしようもない人間だ，と思うのだと言う。さらに彼女は「自分は他人を世話した分だけしか他人から世話を受ける資格がない」という思考を持っていたことがわかった。そうしてこれらの思考が明らかになっただけでも，Ｉさんの主観的な苦しさはだいぶ弱まったと言う。そこで治療者はインデックスカードに次のように書くよう，Ｉさんに伝えた。

「私は他人の援助が欲しい，しかしそうするべきではない。なぜなら障害のために人を助けることができない自分を私が嫌悪するのと同じくらいに，他人は自分を嫌悪すると思うからだ。」

治療者はこう理解したという。「自己非難をすることがＩさんにとって極めて重要で，深い絶望と見捨てられ体験に対する防衛の役割を果たしていた。自己を責めることで，Ｉさんは自分に起きたことをコントロールできるという錯覚が与えられ，それにより自分の障害と戦い続けることを可能にしているのだ。」

次のセッションで，Ｉさんは自己非難についての理解を深めるにつれて，「自分は他人を世話できないから他人に世話をされる資格がない」という思考がより鮮明になった。そしてそのことは実は一般の人には当てはまらないのではないかと考えるに至ったと言う。

そこで治療者はＩさんの症状除去の状態を導いてみた。つまり「あなたが自分を責めることなく，抑うつ的でもなくなったらどうなるかを想像してみてください。」するとＩさんは「そんなことは想像できません。想像することにさえ抵抗があります」という。そこで治療者は，ジェンドリンのフェルトセンスを用いて，ではその時どのような体感があるかを説明してください，と言った。

結局治療者はインデックスカードに次のように書いて，Ｉさんに読むように言った。

「私は抑うつを手放したくありません。私は自分を世話することができないし，幸福になれる資格がないからです。」

Ｉさんはそれを読んでから笑ったが，それは治療が始まって初めて見た彼女の笑顔だった。それからインデックスカードに書かれる文章は次のように推移した。「私がもし自分や他人を世話できなかったら，私は自分が

人間でない気がし，そうなると抑うつは避けられない。」

「私は自分にできることはすべてやりたい。でもそうすると人は皆私がもっとできると思うだろう。そうなると私は助けを求めることなどできないし，恐ろしいし，うつになってしまいそうだ。だから私は逃げて何もしなくとも，そのままの方がいい。」

この最後のインデックスカードを読んでいるうちにIさんは次のことに気がついたという。「本当は一番問題なのは，他人がどう見ているかではなく，自分が自分をどう見ているか，なのだ。自分が自分をどう見ているかが，他人に投影されているだけだったのだ。」このころになるともはや幻聴も消えていて，彼女のうつ状態もだいぶ和らいでいた。

しかしここまで回復しながらも，父親の健康状態が悪化することでまた症状が再燃し，治療は振り出しに戻る形になった。

この2回目の治療の最大の障害と考えられたのは，彼女が幻聴の主が自分であるということをなかなか認められないことであった。

治療者はIさんに，「ためしに幻聴に同意してみてはどうでしょう？ちょっとした実験だと考えて」と提案してみた。つまり幻聴が「お前はどうせ障害があるふりをしているだけなんだろう？」と言ってきた時に，次のように答えてみるのである。「そうよ，私は本当は歩けるわ。ただ歩けないようなふりをしているだけなのよ。あなたの言う通りよ」と。そして幻聴があらゆる罵詈雑言を浴びせてきたら，それについてすべて同意する。このことをIさんに提案すると，彼女は半信半疑ながら了解した。

次の週にIさんはやってきて報告した。「やってみたわ。そしたら，幻聴が黙ってしまったの。」このことで治療者がわかったのは，幻聴は単に自分を責める気持ちを放棄することでそれが外在化されたものであったということだ。Iさんはさらに報告した。「実に不思議なのだけど，幻聴に向かって『私は歩けるわ』と言ったとき，何かすごくリアリティを感じたの。」

そしてさらに次のセッションに現れたIさんは言った。「私の中のある部分は，歩けないことを認めようとしていないことを発見したの。」つまり彼女の心は幾層もの部分からなっていて，一部は歩けないことを自覚し，他の部分は歩けるけれど歩けないふりをしていると信じていたのだ。どうしてそうすることが必要だったのか？　そのことを検討した上で彼女がセッションの最後にカードに書いたのは次の内容だった。

「私は自分が歩けるんだと信じる必要がある。なぜなら歩けないとした

らそれはすべて自分のせいであり，私はそれには耐えられないから。だからあらゆる医学的な検査の結果にもかかわらず，私はまだ歩けると思うし，そうできない自分を非難するのだ。」

　こうしてIさんの幻聴は消褪していき，治療も終結に向かった。最後の日が近づいたある日，Iさんはまだ誰にも話したことがないというある記憶について語った。彼女は幼少時に椎間板ヘルニアになった。それは幼少の子どもにはとても珍しい病気であったが，その上さらにIさんは同時に多発性硬化症の診断も受けた。しかし子どもだったIさんは苦痛を一切表現することを母親から禁止された。苦しいと表現することは弱さの証明であり，Iさんは「母親のために強くなくてはいけなかった」のである。こうして家族の中で生きていくためには否認が必要だったとわかったのだ。治療者がどうしてこの話をこれまでしなかったのかを問うと，Iさんは「だってすごく恥ずかしかったんですもの」と答えた。つまり彼女が家にいるときは，母親の強い教え，すなわち「病気を持ち苦しいということを認めることは負けを意味している」という考えに支配され続けたのだ。

　以上本章ではエッカーの著書に出てくる具体的な症例を私なりに噛み砕いて例示してみた。私の目標はこれを解離の治療に応用することであるが，特にそのような目的を持たなくても，TRPはカウンセリング一般に応用の可能性があると考え，敢えて紹介した。次章以降では再び解離の治療というテーマに戻り考察を進めたい。

第 4 章　トラウマ記憶の知見を解離の治療に
　　　　　応用できるか?

　本章では前章までの考察をもとに，記憶の改編や再固定化を解離の治療に応用する可能性について検討してみる。
　まず記憶の再固定化ということについて強調しておきたいことがある。それは記憶が改編されるプロセスは，前章で紹介した TRP のようなある特殊な治療状況以外でも，常に起きている可能性があるということだ。記憶の改編自体は日常生活でも起きていて，私たちはその原理を知らないうちに応用しながら，辛い体験を乗り切っている可能性があるのである。
　ちなみにここで記憶の「改編」と「再固定化」という 2 つの異なる表現をとっていることには理由がある。これまでの例で見た再固定化とは，ある程度長期的に保存されている記憶についてのみ扱っていた。しかしある程度新しい記憶であっても，その痛みや心への影響力が変わることがあり，そこには再固定化とは異なるプロセスが生じている可能性がある。そこで後者も含めて，記憶の内容が変化するプロセス一般について，記憶の「改編」という言い方をしておく。
　ある苦痛な体験を持った後，私たちの多くはそれを誰かに話したくなるものだ。胸の内を誰かに聞いてもらい，すっきりしたいと思うのは，おそらく過去にも似た体験があり，人に話すことで苦しみがある程度は楽になるということが学習されているからだろう。
　もちろんだからといってその体験の後すぐに適切な話し相手が見つかるわけではない。時にはその話し相手は，唯一の信頼できる友人でなくてはならないであろうし，別の場合には，客観的な立場にあり秘密を守ってくれるよ

うなカウンセラーでなくてはならない。一方で身近にいて、手っ取り早く話を聞いてくれるなら誰でもいいという場合もあるだろう。ともかく誰かに自分の体験を話したくなるものだ。それはなぜだろうか？

　結論から言えば、その仕組みはよくわからないまでも、**人に話すという行為により、その辛い出来事の記憶に改編が生じ、それを想起した際の痛みが軽減する可能性が高い**からであろう。そしてこの現象は、忘却とは無縁の出来事であるということも確かである。忘却とは時間の経過とともに記憶を形成する神経ネットワークのシナプスの結びつきが低下し、あるいは一部が消失していくことで生じる現象だ。

　たとえば受験に失敗したという辛い記憶があったとする。誰かに語らなくとも半年後にはかなりその痛みが軽減しているとしたら、その場合にはこの忘却が大きく影響していることになる。しかしその体験を受験の失敗直後に人に話して楽になるとしたら、そこではあきらかに忘却とは別の何かが記憶に生じていることになる。その記憶内容を語り直すことにより、シナプス間の結びつき自体はより強固になっているはずだからだ。

　私たちはまたしばしば、「あの人のあの一言により救われ、楽になれた」という類のエピソードを聞くことがある。引き続き受験の失敗の例を用いよう。もしあなたがその辛い体験を人に話し、相手から「でもあなたは以前にその受験は『ダメもと』だ、と言っていましたよね」と言われたとする。そして確かにしばらく前までは、失敗しても当然だという覚悟を持っていたことを想起して、その受験の失敗の記憶がより受け入れやすくなったとしよう。これも一つの記憶の改編の例であろう。受験の失敗の記憶が、「もともと受かる気がしていなかったのだ」という認識と結びつくことで、より受け入れやすくなったと理解することができる。

　他人に辛い体験の打ち明け話を持ちかけられた時のために、人はさまざまな慰めの言葉のレパートリーを持っているものである。相談を受けたときに、相手にとって少しでも役に立ちたいという気持ちが強い人が多いからだろう。そこでさまざまな声のかけ方をする。先ほどの「『ダメもと』だったと考えればいい」以外にも、「人生、まだやり直しがききますよ」でも、「いいことばかりではないよ」でも、あるいは「運は後に取っておけばいいだろう」でもいい。実はそれらのほとんどは気休めにしか過ぎないが、そのうちのどれ

かが本人にとって心に響く可能性がある。すると「あの一言で楽になった」という印象とともに失敗の記憶が改編され，別の色を放つようになるのである。

しかし，話を聞いてくれた相手から誰からも「気休め」さえ得られない場合はどうか？　聞く相手が圧倒されて言葉も出なかったとしたら？　その人からは何も新たな考えや発想は与えてもらえないかもしれない。しかしそれでも人は心の痛みを和らげることがある。つまりそこでは記憶の改編が起きていることになるのだ。それはどのように成立するのだろうか？

これにはいろいろな可能性があるが，その一つとして，そのことを話した時に，目の前の人が自分の気持ちに同一化してくれるという体験が影響しているのではないかというのが私の考えだ。

トラウマ的な体験を持った後，私たちはしばしば奇妙な心の状態を体験する。それはそれを恐怖とともに体験した自分の方が異常であり，**自分がされたことは必然であったという心境**である。あるいはこれを恐ろしいと感じているのは自分ひとりであり，その意味で自分は孤独である，という心境になることもある。そんなときに一人で壁に向かってその体験を語ったところで，そこに記憶の改編が起きるはずはない。ところが目の前に，自分を理解してくれる人が存在し，自分の感情に保証を与えてくれたり，それに共感してくれたりするという体験が生じると，たとえその人が気休めの言葉しかかけてくれないとしても，それもまた記憶の改編を生むのだ。

ただし体験を人に話すことで，それがかえって痛みを増し，傷を深めることがある。性的トラウマを持った人がそれを警察などで話すことにより，再外傷体験を生むという場合がそれだ（これに関して「セカンドレイプ」という表現もある）。その話題そのものに触れることが苦痛であったり，話しても理解されず，かえってトラウマの責任を負わされたりすることなどにより傷を深めるのだ。

他人に話すことで，その話し相手が心の中でほくそ笑むような場合にも同様の体験が生じる可能性がある。相手が何らかの意味でライバルの位置にある場合，相手の失敗に同情しながら，実はその不幸を喜んでいるということもあり得るからだ。トラウマの体験を身近な人に容易に話せないのは，本当に同情の念を持ち，自分の辛さに共感してもらえるかが不明な場合が多いか

らである。

　それでは次のような場合はどうか。ある患者はレストランで店員に失礼な態度をとられたといって憤慨し，便箋に数枚にわたって抗議文を書いた。それを翌日店長に渡すつもりだったが，夜中に書き終えた後は意外とすっきりして，「もうどうでもよくなってしまった」という。彼女の中で何が起きたかは不明であるが，次のようなことは言えないだろうか？　不満を表現した文章を書き，そうすることで，「これを相手に送れば，すぐにでもその気持ちを伝えることができる」という認識が生まれたからではないか？　あるいはそれを文字に表現することで，客観的に観察することができるようになったということはないだろうか？　いずれにせよ手紙を書くという行為を通じて記憶の改編が行われたと考えられるであろう。ただしもちろんこの手紙を書くという手段が全く意味を持たない人も大勢いるはずだ。このように考えると，記憶の改編は誰にとってどのような場合に成立し，どのような場合にはかえってその試みが害になるのかは，かなり複雑で個別的な問題と言えよう。

再固定化とデブリーフィングの問題

　記憶の改編や再固定化のテーマについてさらに考えていく上で取り上げなくてはならない問題がある。それは記憶の不安定化の状態が，その記憶の形成された時期との関係で大きく異なる可能性があるということだ。簡単に言えば，「トラウマ直後の記憶は，取扱注意！」ということである。

　近年トラウマに関する治療がさまざまな形で提唱されている中で，比較的早期に浮かび上がったのが，デブリーフィングの問題だ。デブリーフィングとは，本来は軍隊などで状況を報告するという意味である。災害を体験した人の治療手段としてそれを提唱したのが，ジェフリー・ミッチェルであった。彼は被災者がなるべく早期にグループを持ち，トラウマの体験を言葉で分かち合うという試みとしてCISD（critical incident stress debriefing 緊急事態ストレス・デブリーフィング）を提唱し，米国ではこれが一時期盛んに試みられた（Everly & Mitchell, 1997）。しかしそれが必ずしもPTSDの発症を減らすということはなく，かえって逆効果にもなりうるという研究が相次いだ。そして

現在ではトラウマが生じた際の同様の介入には，一定の時間の経過が必要であるということが常識になっている．

ミッチェルの提唱したいわゆる「CISD」は，もちろんそれが善意のもとに治療的な試みとして実践されたわけであるが，その思いがけない有害性が指摘されたことで，種々のガイドラインがそれを踏まえた記載の仕方をしている．米国の国立 PTSD センターが編集した「Psychological First Aide（PFA）」というガイドラインを見てみよう．これは「兵庫県こころのケアセンター」のスタッフが日本語に訳していて，ネットでも簡単に入手できる（http://www.j-hits.org/psychological/pdf/pfa_complete.pdf）．

これを読むと随所に被災者の「話を聞きすぎてはいけない」という注意事項が記載されている．つまり心のケアに出向いた人たちがごく普通に行いがちな「トラウマについて詳しく語ってもらう」という CISD 的な発想への警鐘となっている．たとえば「避けるべき態度」として 7 つの項目が挙げられているが，第 5，第 6 項目（私が下線を付け加えてある）はそれに相当する．

1. 被災者が体験したことや，いま体験していることを，思いこみで決めつけないでください．
2. 災害にあった人すべてがトラウマを受けるとは考えないでください．
3. 病理化しないでください．災害に遭った人々が経験したことを考慮すれば，ほとんどの急性反応は了解可能で，予想範囲内のものです．反応を「症状」と呼ばないでください．また，「診断」「病気」「病理」「障害」などの観点から話をしないでください．
4. 被災者を弱者とみなし，恩着せがましい態度をとらないでください．あるいはかれらの孤立無援や弱さ，失敗，障害に焦点をあてないでください．それよりも，災害の最中に困っている人を助けるのに役立った行動や，現在他の人に貢献している行動に焦点をあててください．
5. <u>すべての被災者が話をしたがっている，あるいは話をする必要があると考えないでください．しばしば，サポーティブで穏やかな態度でただそばにいることが，人々に安心感を与え，自分で対処できるという感覚を高めます．</u>
6. <u>何があったか尋ねて，詳細を語らせないでください．</u>

7. 憶測しないでください。あるいは不正確な情報を提供しないでください。被災者の質問に答えられないときには，事実から学ぶ姿勢で最善を尽くしてください。

さらに活動内容の4番目「情報を集める」（30ページ～）には，次のような2つの注意事項が織り込まれている。これも同様の趣旨と考えていいだろう。特に注目していただきたい部分に私が下線を施した。

注意事項：災害でのトラウマ体験に関する情報を明確にしていくときに，<u>詳細な描写を求めることは避けてください</u>。さらに苦痛を与えてしまう可能性があります。起こったことについて話しあうときには，被災者のペースで話を進めてください。トラウマや喪失の体験を詳しく話すよう，圧力をかけてはいけません。逆に，被災者が自らの体験について語りたがることもあります。そのようなときには，いまいちばん役に立つのは，あなたの現在のニーズを知り，今後のケアの計画をたてるのに必要な必要最小限の情報を得ることなのだということを，丁寧に，敬意をもって伝えてください。今後，もっと適切な場で体験を語る機会を設けられることを伝えましょう。

注意事項：次の項目で触れることですが，薬物使用に関する既往，過去のトラウマや喪失，精神的な問題を明らかにしていくときには，まず被災者の現在のニーズに敏感でなくてはなりません。<u>必要もないのに過去のことを尋ねたり，詳細な描写を求めたりすることは避けてください</u>。なぜそれを尋ねるのか，理由を明確に述べましょう。たとえば，「こうした出来事は，以前あった嫌なことを思い出させることがあるのですが」とか，「ストレスに対処するためにアルコールを使う人は，こういう出来事のあとには酒量が増えることがあるので」というように前置きしてください。

このPFAに繰り返し出てくるのが，私が下線を施した次の表現である。
「詳細な描写を求めることは避けてください。」
なぜトラウマはそれが生じた直後には，それについて話すことが害になる可能性があるのだろうか？　それはおそらく，その記憶が形成された直後と

それからしばらくたった後では記憶の改編に大きな違いがあるからであろう。一般にトラウマ記憶は，直後にそれが語られることで，より深く刻印される可能性がある。例のレコードの比喩を用いるならば，レコード盤に最初の曲が刻印された際，それをすぐに再生すると，さらに深い凹凸が刻印される場合があるということだ。

デブリーフィングの問題から学ぶこと
―― 新しいトラウマ記憶と古いトラウマ記憶

　このデブリーフィングの問題をもう少し臨床的に考え直してみる必要がある。というのもCISDが有害であるという結論は，私たちの日常臨床的な発想とはかなり異なるからだ。またもちろんこの話が，本章ですでに述べた，辛い出来事を話すことで楽になるという例とは矛盾していることは明らかである。そしてこの問題はトラウマを扱う治療者にとって確実に一つのジレンマを生んでいる。なぜ辛いことがあった時にすぐに話せば楽になる場合があるのに，グループでデブリーフィングをするのはよくないとされているのだろうか？

　実は私は，デブリーフィングでトラウマ記憶が悪化するのは，ほんの一部の例であろうと考えている。少数例では確かに話すことで「レコード盤の凹凸がさらに深まる」という事態が起きるのであろう。しかしそれ以外の例ではいい意味での記憶の改編が生じることもまた多いはずだ。もしそのようなことが起こらないと仮定しよう。するとトラウマを体験した私たちは誰も，少なくともその直後の一定の期間は，一切それを口外しないことでさらなるトラウマを回避しようとするであろう。ところが私たちは辛い出来事を打ち明けるということをあまりに頻繁に，しかも当たり前のように行っている。そしてそれが事実多くの場合，助けとなっているということにも疑う余地がないように思う。

　私の考えでは，デブリーフィングに関する教訓は，「トラウマの直後に体験を話すことを促すことで，その人のトラウマ記憶がより苦痛を伴うものとなる**場合がある**」ということでしかない。それゆえ，極論するならば，トラウマの直後に辛い気持ちを打ち明けたい人を「ダメですよ，デブリーフィン

グになってしまいますから」と言って拒否するとしたら，それはかえって倫理的な問題をはらむ可能性もあると思う．

　デブリーフィングの問題が端的に教えてくれているのは，私たちはおそらくトラウマ記憶を，新鮮なそれとある程度時間を経たものとに分けて考える必要がある，ということだ．確かにトラウマが生じて間もない記憶の扱いには気をつけなくてはならない．彼らに「詳細な描写を求めること」には慎重であるべきだ．しかしトラウマを受けて1年以上経った患者に対してそれを当てはめることができるだろうか？　もしそうであれば，エクスポージャー療法（暴露療法）の一切が，非治療的に働いてしまいかねない．

　常識的に私たちが知っているのは，時間がたったトラウマは，それを語らせることでそれが深刻な形でよみがえるということは一般的には起きない，ということだ．ここで「一般的には」と断ったのには重要な意味がある．例外も確かにあるからだ．辛い体験を語ることは，その人の気持ちを暗くし，絶望的な気持ちを一時的にではあれよみがえらせる．治療場面でそのような状況に遭遇するのは治療者にも胸の痛む体験だ．そのあと数週間はフラッシュバックの頻度が増すこともあるかもしれない．しかし通常は，その話題から離れることで患者の表情も戻っていく．時間が経った記憶は基本的には語ることでその深刻さが増すことはないのだ．その記憶が形成された直後とは事情が違う．

　ではいつまでがその「直後」と言えるのだろうか？　おそらく明確な説はまだないのであろう．可能性としては数日間〜数週間ではないだろうか．この期間は海馬が「長期増強 long-term potentiation」という状態を経て長期記憶を形成するまでの期間で，それ以降は海馬はそれを大脳皮質の各場所に手渡してしまう．つまりこの期間以内なら，記憶はまだ海馬にとどまっている状態なのだ．海馬とは興味深い器官であり，脳においては例外的に細胞が常に再生していることが知られる．記憶を残した鋳型自体が数日間で消え，新しいものが再生する．すでにレコード盤の比喩を用いたが，トラウマを受けた直後のレコード盤は海馬の歯状核という部分に相当する．このレコード盤は少し変っていて，それがレコード針でなぞられることで（つまり語ってもらうなどして「詳細な描写を求めることで」）その刻印が深くなっていくという構造になるようだ．そしてそれが深ければ深いほど，数日以内に皮質

に手渡す際の記憶の鮮明さや強度も高まるというわけである。

記憶の再固定で起きていること——「補助線」仮説

　再び記憶の再固定化の問題に戻り，脳の中で起きていることに関する私の仮説を示したい。それは私が「補助線」仮説と呼ぶものである。高校時代の「幾何学」で補助線を一本引くと，見えなかったものが急に見えてきて，問題が一挙に解決するという経験を覚えている人も多いだろう。それと同様に，脳においてもわずかな神経回路の疎通が，ある種の記憶や思考内容の全体の質を変えるということが起きるのではないか。そしてそれが記憶の改編や再固定化で生じているのではないか，というのが私の考えである。

　そもそも記憶の改編や再固定化とは，それほど特別な現象なのだろうか？
　たとえば気づきとか，「あ，そうか Eureka!」体験で起きていることとあまり変わらないのではないだろうか，という疑問も浮かんでくる。これについて少し考えて見よう。

　私たちがある事柄について決して忘れないような体験をする時，脳の中で何が起きているのか？　たとえば長い間理解できないでいた事柄にあるヒントが与えられ，そこから一気にその問題が解決したとしよう。それがいわゆる「あ，そうか！」体験である。これは一度生じたら，二度と忘れることのない性質のものとなりうる。その意味ではその問題に関する思考そのものが極めて迅速に改編され，ないしは再固定された例と考えることができるだろう。

　この例で思考が改編ないし再固定化された際の脳の中の機序は，ある意味では容易に想像できることだ。ちょうどそれまではほんの少し隙間のあった円環の最後がつながったような状態である。あるいはすでに形成されていた神経回路ＡとＢの間に，両者をつなぐほんの一本の短い回路が形成されたことで，Ａ＋Ｂというより大きな神経回路が成立した状態とも考えられるであろう。それにより主観的には「ああ，なんだ，ＡとはＢのことなのだ」あるいは「ああ，ＡがＢを引き起こしたのだ」と体験をする。その後には「ＡとはＢである」という説明を繰り返し聞く必要はない。ほんの１回だけ，それも耳元でささやかれるだけでも，「ＡはＢだ」はそれ以降は再び学習をす

第4章　トラウマ記憶の知見を解離の治療に応用できるか？　59

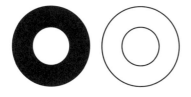
思考A, Bがつながる前

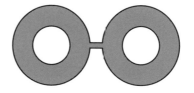
思考A, Bがつながった後

図1

る必要がないほどに迅速な効果を及ぼす可能性がある。学習という意味ではこれほど効率のいいものはない。それを私が比喩的に「補助線」と呼んでいるのである。

　ただしこのプロセスが成立する条件は2つある。1つは，AないしはBという神経ネットワークはすでにしっかりと成立していること，そしてもう1つは，AがBから，あるいはBがAから，その細部にわたって新たな意味を与えられるような関係にあることである。

　私の主張の理解のために，ひとつわかりやすい例を挙げよう。たとえばあなたの職場にAさんという新しい同僚が加わったとする。彼の振る舞いや言葉遣いは，どこかで聞いたような気がするが，思い出せない。もちろん過去に会った覚えなどはない。ところがある日，AさんがX県出身であることを知る。そこで彼の言葉使いやちょっとした訛りは，以前に親しくしていたBさんに似ているのだと気が付いた。そのBさんも確かX県出身と聞いていたのである。そこであなたは「X県人としてのAさん」という新たな思考を得る。そしてそれまで持っていたさまざまな疑問が氷解することになる。

　「X県人としてのAさん」という思考の持つデータの量は膨大である。それはその事実を知らされるまではあなたの頭に存在しなかった。しかしどうしてそれがほんの一瞬にして，しかもほぼ半永久的に形成されるのであろうか？　私たちは4ケタの番号を記憶するのでさえ，何度も復唱しなくてはならないのに。その理由は，Aさんに関するさまざまな情報はすでに蓄積されており，またX県出身の人のプロトタイプについての記憶もすでに成立していたからだ。あとは両者の間に1本の回路が形成されただけである。ちょうど水をたたえた2つのダムの間に掘られたトンネルのようなものだ。ツ

ルハシの最後のひと掘りで両者がつながり、そこには瞬く間に一つづきのダムが成立することになる。

　脳科学的には、思考Ｐと思考Ｑがつながる、ということはダムがつながる以上の大きな影響が与えられることになる。それは**ＰとＱという２つの神経回路が「同期化」する**という現象である。ある思考内容が想起されているとき、それに相当する神経回路は興奮した状態になるが、その時の脳波は同期化していることになる。すなわちそれがひと塊として興奮し、少なくとも部分的にはその興奮の波形が一致する（それぞれのサインカーブの位相が一致している）ことで、その細部にまで思い至ることができるのである。Ａさんを思い浮かべているとき、たとえば彼の顔を想起した直後に声を想起することは比較的容易であろうし、彼の過去の経歴について聞き及んでいることも同時に思い出されるであろう。それはＡさんに関係したさまざまな情報や記憶に関する回路が同時に位相を同じくして励起しているからこそ可能なのである。

　逆にＰとＱという回路につながりがないということは、Ｐの興奮に際してＱが同時に興奮しない、つまり同時に想起できないということだ。そして両者につながりができるということは、Ｐの興奮がＱの興奮を呼び、ないしはその逆のことが生じ、それが位相を同じくするということを意味する。それによりたとえばＡさんの顔を思い浮かべても、その会話の記憶を呼び起こしても、それが「Ｘ県人」という思考と同時に興奮するようになる。これによっておそらくこれまでのＡさんの記憶に全く新たな色彩が与えられるようになる。「Ａさんがあの時あのような表情をしたのは、Ｘ県人の特徴だったのだ」という形で、である。

　同様の例をもう一つ挙げておこう。あなたの職場に新しく入った同僚Ｃさん。どうもいい印象がない。面と向かって話したことは一度もないが、何となく無愛想で話しかけづらい。いつも人を見下すような、自信ありげな強い口調も好感が持てないと感じている。ところがある時、そのＣさんが、Ｙ県のある高校の出身であることを知った。あなたもＹ県出身である。「なんだ、同郷ではないか。しかも同じ地元だ」。それに話を聞くと学年もあなたとあまり違わず、ということは町のどこかですれ違っていた可能性もある。すると途端にＣさんに対する印象が違って来る可能性がある。自分は「Ｙ県人出

身の人間はとっつきにくいが，悪い人間はいない」といつも思っている。そういう自分もその類かもしれない。Ｃさんもぶっきらぼうで言葉は少々キツいが，人は悪くないのかもしれない。今度飲みに誘ってみよう，と思うようになった。

この場合Ｃさんと Y 県人との神経ネットワークは「補助線」1 本でつながったことになる。するとＣさんのイメージは，Y 県人というイメージに強く影響を受けることになり，あなたのＣさんに対する心証はガラッと変わってしまうだろう。

ところでこのような神経ネットワークの成立は，それまでの非トラウマ的な体験を，トラウマ体験に変えてしまうという作用も有する。私はそのような例を米国滞在中に聞いた。ある女性（Ｅさん，としよう）はある男性Ｆに付きまとわれて，危うく性被害に遭うという体験を持っていた。彼女はそれに傷つきはしたが，さほど深刻な反応は起こさなかった。ところが後になって捕まった男性Ｆは，何人かの女性に性的暴行を加えたあげくに殺害していたということがわかり，それが大きく報道された。その報道に接して，自分に付きまとっていた男が実は殺人犯であったことを知ったＥさんは大きなショックを受け，「一歩間違えれば自分は殺されるところだった」と思ったという。その時からフラッシュバックや感覚鈍麻などを伴った PTSD 症状が始まったのだ。

このＥさんに関して生じたのは以下のことだろう。Ｆに付きまとわれた記憶はネットワークを形成していたが，それ自身はトウラマにはなっていなかった。しかしＦが殺人者と知り，その記憶のネットワークが興奮するときは殺人者という恐ろしいイメージをともなうことで，その記憶の一つ一つが異なった意味合いを持つようになった。その結果として付きまとわれた記憶はことごとくフラッシュバックを伴うほどに外傷性の意味合いを持ってしまったのである。

神経回路どうしのつながりが不完全な場合

これらの 3 つの例においては神経回路の疎通性の成立ということを，記憶やイメージの改編の仕組みとして考えた。これらの場合の記憶の改編は，

かなり具体的な脳のレベルでのシナプスの形成によるものと考えることができる。AさんがX県人であるという思考，CさんがY県人であるという思考，Eさんに被害を与えたFは殺人者であったという思考は，それ自身がかなり具体的な事実認定に基づくものであり，シナプスの形成はその根拠が保障されている。それはたとえば「AさんはX県人ではないだろうか？」と単に想像しているだけであったり，「CさんがY県人である」という噂を聞いただけだったりという場合とはかなり異なる。それらの場合，相手に対する印象がガラッと変わってしまうということはあまりない。AさんがX県人である，あるいはCさんがY県人であるという思考は，AさんやCさんに対するその他のさまざまな属性と同様，不確実なものに過ぎないからだ。そしてそれはAさんについてそれ以外にもたくさんある不可実な可能性，すなわちAさんが「本当は悪い人間ではない可能性」とか，「何らかの理由で私に恨みを持っている可能性」「スパイである可能性」などと同様である。

　このような場合は，それらに相当する神経回路PとQとのつながりはどうなっているのであろうか？　私の推測ではあるが，そのつながりは不完全で，シナプス形成はかなり弱い（細い？）のではないか。すなわちPが興奮しているときのQの共鳴の仕方が十分でなく，それは主観的にそのつながりの弱さを，つまりはその結びつきが可能態でしかないことを感じさせるのであろう。

　たとえば次のような思考実験をしてみる。最近入社した同僚CさんがY県出身であるということを，しばらく前にどこかで聞いていた気がするが思い出せない，という状況を考えよう。その時はまだCさんに出会っていず，その人となりに特に関心もなかった。そしてその新人の出身地（Y県）が何らかの形で伝えられた時から時間がたっているために，その記憶もすでに曖昧になっているのである。この場合はそれを聞いていた時には記憶していた内容が「消去」されかかっていた状況と考えると，シナプスの結合が弱くなっていると考えることができる。つまり「〜かもしれない」と想像している状況とあまり変わらないのだ。

　この時の神経ネットワークPとQとの関係は微妙である。両者はつながっているようでつながっていない。それは想像した時に一時的につなげることはできるが，いわばその時だけ臨時に梯子をかけたような状態であり，実際

の半永久的なシナプス結合の成立には至らない。仮にあなたがＡさんの仕草から「ＡさんはＸ県人ではないか？」とふと思ったとする。実際にそうだとすると納得のいくような仕草が多々見られるように思う。しかし「そんなバカな」「俺は何を夢想しているんだろう」という形で打ち消した途端，一時的に共鳴していた神経回路ＰとＱはすぐその共鳴をやめてしまう。想像していた時はＰとＱを一時的につなげてみただけなので，実際のシナプス形成にはつながらない。もしそれがシナプス形成を多少なりとも生むとしたら，ＡさんがＸ県人であるということを何度も想像するうちに確信に至ったからかもしれない。その種の精神病理が存在することは論を待たないとしても，ふつう，それは生じないのである。

最後に——解離との関連で

　再固定化のテーマから始まり，神経ネットワークと補助線に関する私の考えは，解離のテーマとは多少の距離を置いたものであったかもしれない。しかし慧眼なる読者にとっては，解離との関係についてのヒントを随所に感じたはずである。端的に言えば，解離現象とは，「神経回路どうしのつながりが不完全な場合」の特殊例として理解することができるであろう。すなわち解離現象はネットワークＰとＱのつながりが一時的に，ないしは半永久的に絶たれた状態として考えることができる。昔のあの忌まわしい出来事が，時々フッとよみがえってきてはまた消えてしまう，というのはまさにそのようなネットワークによる体験である。おそらく私たちの脳を形成する広大な神経ネットワークにおいては，途方もない数のネットワークが存在し，必要に応じてそれぞれのつながりが成立したり，それが絶たれたりということが生じている。そのうち解離している部分は特に不安定で，私たちの心のメインとなる部分とつながったり途切れたり，を繰り返しているわけだ。接触が不良で，時々消えたりする電球になぞらえることもできるかもしれない。

　解離では記憶だけでなく，ある人格部分を動かすようなさらに広範な神経ネットワーク，もはや一つのＯＳ（オペレーションシステム）といってもいいほどのものが関係するため，ここからは「記憶」を「ネットワーク」と表現し直そう。その上で問うべきなのは，いわば半つながりのネットワークを

改編することで，解離性障害にどのような影響を与えるのか，ということである。

　これに対する解答としては，これまで私がある程度述べてきたことを繰り返すことになる。記憶の改編は，新たなネットワークを最初から作ることではない。もしそうだとしたら膨大な経験を必要とする。そうではなく，記憶の改編は，すでに成立しているネットワーク間の結びつきの変更ないし成立により生じる。例の補助線の話だ。そして解離において問題となるネットワークの改編により，そのネットワークの孤立が改善され，その性質を変更できる可能性があるのだ。単純なイメージを思い浮かべていただくならば，孤立して浮遊する傾向にある船が一つの碇をおろすことでそこにとどまることができるようになるのと同じことである。

　解離はある状況ないし刺激が与えられ，現在機能しているネットワークPが突然停止することにより生じると考えられる。そしてその代わりにQが出現する。QはPTSDの場合はフラッシュバックとしてよみがえる過去の記憶であり，DIDの場合はそれが一つの人格部分状態である。ここには2つの原因が関係していると見ていい。1つはP自体が現在生じている刺激に耐えることができず，それ自体ではフリーズしてしまう脆弱さを持っていること，もう1つはPがその刺激に特異的に反応して活動を開始するということである。たとえば町角で酔っ払って怒鳴りあっている人たちを目にしたときのことを例にあげよう。Pによる人格部分はそれに耐えられずに機能が停止し，その代わりに暴力的な性質を有するQによる人格部分が出現したとする。そして，そちらは一度出現すると他の人がいかになだめても聞く耳を持たない。そのような現象は実際に臨床に見られるのだ。しかもここで問題なのは，PとQの間に**補助線が成立していない**ことである。だからこそPとQは同時に興奮することができず，互いをコントロールもできず，人格部分の場合は互いのことを思い出せなかったりするのである。

　この場合に治療のための方策が，PとQの間の補助線の直接の形成に向かうことではないことは，解離の治療に少しでも関わった人なら了解されるであろう。もともと両者は容易にはつながらないだけでなく，互いに斥力が働くような関係があるからこそ，解離現象がこれまで成立しているわけである。むしろPが容易にはフリーズせずにさまざまなストレスに耐性ができること，

そしてQがネットワークとして孤立せずに，改編され，その結果として成育史におけるその他の記憶の中に碇を下ろし，組み込まれ定着することを目指すべきであろう。もちろんそれは一朝一夕に行われるものではない。後の章で述べる通り，子どもの人格部分を診察の場で許容することが，最終的には補助線を形成することにもなるのだ。

第5章　解離と精神分析(1)
——ドンネル・スターンの理論

　本章では，解離と精神分析とのかかわりについて述べたい。ただしこの文脈での解離は，いわゆる解離性障害において問題となる解離とは少し違う。その詳細は本文を読んでいただくしかないが，「序論」で述べた解離の分類，すなわち「強い解離 Dissociation」と「弱い解離 dissociation」に従えば，後者に該当する解離がここでは論じられるのだ。

　わが国では精神分析の人気には非常に根強いものがある。分析家の私としてはとてもうれしく感じる。しかしその精神分析の分野では，従来，解離の議論は一切行われてこなかったという事情がある。精神分析と解離とは，水と油の関係だったのだ。フロイトとジャネの確執がその背後にあることは，前著（岡野，2007）でも述べたとおりである。しかし米国においては解離が精神分析の理論として論じられることが多くなってきている。これはいったいどういうわけだろうか？　その辺の事情を，この5, 6章を通じてお伝えしたい。

　本章では現代の精神分析界において解離を論じるドンネル・スターン Donnel B. Stern という分析家の論文「自分自身を見る目：解離，エナクトメント，葛藤の達成 The Eye Sees Itself: Dissociation, Enactment, and the Achievement of Conflict」（Stern, 2004）を参考にしてこの問題について論じたい。ちなみにこの論文は2014年に出版されたスターンの著作（Stern, 2014）の一章として収録されている。また本書では彼の名前をこれ以後「スターン」と日本語で表記するが，精神医学の世界にはすでに，丸田俊彦先生，小此木啓吾先生の尽力によりわが国でも知られるようになったダニエル・ス

ターンがいるので，こちらと混同しないよう気をつけてほしい（ファーストネームのイニシャルをつけると，両方とも D. スターンとなってしまうので，よけい紛らわしい。）

スターンは，精神分析の新しい流れの一つである関係性理論のホープの一人である。2014 年の日本精神分析学会年次大会にも招かれ，基調講演も行っている。実際に目にすると，実に優しそうなおじさんだ。彼によれば，精神分析のテーマは，従来の分析家による解釈やそれによる洞察の獲得ということから，真正さ authenticity，体験の自由度 freedom to experience そして関係性 relatedness に推移してきているという。確かにフロイト以来のこれまでの精神分析では，無意識の意識化，そのための解釈による介入ということに偏重する傾向にあった。だから私はスターンのこのような主張に精神分析の新しい可能性を感じる。

さて，そのスターンが最近頻繁に論じているのが解離の概念なのである。はたして分析理論の視点から彼が論じる解離とはどのようなものであり，どのような新たな治療可能性を指し示すのだろうか？

まず前提として，スターンはこう述べている。「最近の精神分析の流れの一つは，やはり逆転移の扱いや理解の仕方の再考ということである。」逆転移とは，治療者が患者に向けるさまざまな気持ちのことである。だからこのスターンの言葉をわかりやすく言い換えれば，「治療者はどうやって自分の気持ちについて観察し，理解できるのか，それをよく考え直してみよう」ということだ。

もちろん教育分析を通して内省を深めたことのある治療者であれば，自分の心を十分知っている，ということになるかもしれない。でもそのような治療者でも，治療場面で患者とかかわる際の自分の気持ちを，本当の意味で客観的に見ることは非常に難しい。そしてそのことが，このスターンの論文の題名に現れている「目は自分自身を見ることができるのか」というテーマなのである。

さてスターンによれば，最近の逆転移についての考え方は，「二者心理学」的になってきたという。すなわち患者と治療者の間で刻々と進行するかかわり合いのあり方を重視するわけだ。そこでは患者の中で転移が，治療者の中で逆転移が，それぞれ個別に生じているわけではない。お互いがお互いに影

響を及ぼし合い，つまりそれらは連動して，同時に起きるのだ。だからそれを「転移‐逆転移」というひと組の関係として起きてくる，一種のパターンとして理解しなくてはならない。そうしつつ治療者は，患者が他者と特定の関係性のパターンに陥りやすいという傾向について探っていくことになる。

　ここで重要なのは，「転移‐逆転移」のパターンを探るという作業は，「患者が～という問題を抱えている」と見なすこととは異なる，という点だ。さもないと，患者という個別の人間が，そこに孤立した病理を抱えている，という理屈になってしまう。そうなるといわゆる「一者心理学」に陥ってしまうというわけである。

　ただしこの理屈が読者にとってあまりピンと来なかったり，意味をなさなかったりしても，私は無理もないと思う。ここには一種の言葉のあやがあるからだ。すべては治療者‐患者関係の中で生じる，と言っても，それに貢献しているのはある種の病理を持った患者である，という見方を全く失くしてしまうことはできないのだ。しかしそれよりも，スターンがこれから進める議論，すなわち逆転移を知る重要な手立てとしてエナクトメントがある，という主張がどのように展開されるのか，そしてそれが解離の議論とどう結びつくのかに関心を向けよう。

そもそもエナクトメントとは？

　エナクトメントについては少し説明が必要かもしれない。エナクトメントとは一般に「当人が必ずしも意識できないような個人的な動機が，行動により表現されること」（Renik, et al., 1999）として理解される（『精神分析事典』岩崎学術出版社，2002 年）。ただしここでいう「行動」には，言葉や仕草，沈黙，あるいは空想や思考その他さえも含まれる可能性がある。精神分析のプロセスにおいて，患者や治療者が見せる行動が，本人もそれまで気がつかなかったような心の内側を表しているものをこう呼ぶのだ。

　スターンはエナクトメントについて次のような理解を示す。そもそもエナクトメントとは，事後的に，つまり起きてしまった後で，「ああ，やってしまった」と振り返り，「あの時は～だった」という形で，そこに表現されていた自分の無意識的な葛藤を振り返るというプロセスを意味する。そしてそ

第5章 解離と精神分析(1)──ドンネル・スターンの理論

のようなエナクトメントが起きる際は，自己が解離していることを前提としているのだ，というのだ。そう，**ここでやっと解離が出てくる**のだ。

スターンは次のように言う。あなたがある時，Aという行動をする。そしてその時には特に矛盾や葛藤を感じていなかったとしよう。それを後になって「あれ，あの時にどうしてBという行動を選ばなかったのだろう？」と思ったとしたら，その場合Aはエナクトメントであり，**解離されていた可能性がある**というのだ。

これだけではわかりにくいので，少し具体的に考えてみよう。あなたがある時，ふと「あの人（パートナー）とはもう別れたい！」と口にしたとする（A）。そしてその時は，その自分の言葉自体に特に迷いは感じなかった。しかし翌日になり，「あれ？ あの人と別れたいなんて，どうして言ったのだろう？ 今はずっと一緒にいたいと感じているのに」（B）と思ったとしよう。すると昨日の「もう別れたい」という言動がエナクトメントだったというわけである。そして**その心的内容は解離されていた**と考える。それがスターンの考える解離だ。

ここで解離が，抑圧という概念とは別種のものと考えられているのは明白であろう。パートナーと別れたいという気持ちを抑圧しているならば，「別れたい！」という言葉を容易には表さないであろうし，もしそれが心に現れるとしたら，それはアンビバレンス（両価性）を含むものであるはずだ。つまり「自分はこれを本気で言っているのだろうか？」などの葛藤という形を取り，それが言葉のニュアンスにも含まれることになる。ところが上の例では，「別れたい」と言った時に葛藤はなかったのだ。ということはその心の内容は抑圧とは別の形で無意識におさめられていたということになり，スターンはそれを解離と呼ぶわけである。

スターンは「人は自分自身で直接体験することが耐えられないような自分の状態を『エナクト，つまり演じ』て，それが無意識的な影響を及ぼす」と説明する。つまり解離の説明にも無意識的という概念を持ち込んでいるのだ。そうすることで解離の考察も精神分析的な体裁を保っているようにも見える。

「解離の対人化」としてのエナクトメント

　この論文でスターンが提唱しているのが,「解離の対人化 inter-personalization」という概念である。これはどういうことだろうか？

　ある人が, ある思考Bを解離させているとする。このBが, 他人とのかかわりの中で行動に移された場合, それをエナクトメントと呼ぶのであった。ここでスターンによれば次のような理屈が成り立つという。「患者により解離された部分Bは, 他者（たとえば治療者）によって体験される。そしてその時に患者の中では明白に体験されていたもの（Aとしよう）は, 今度は治療者の中で解離される。」つまり両者はお互いに部分的にしか体験されていないのである。

　少しややこしい話なので, この論文にはないが, 私なりに図を作ってみた。この図式の意味することは, 即座には理解しにくいかもしれないが, とりあえずスターンの提示するままに示しておこう。ちなみにスターンは, この考え方を, 分析家フィリップ・ブロンバーグ Phillip Bromberg に由来するものとする。ブロンバーグは最近解離という文脈から分析理論を洗い直しているアメリカの分析家であり, 本書では次の章で紹介する。

　スターンの説明をもう少し紹介しよう。エナクトメントは内的な葛藤の表現ではない, という。**エナクトメントは内的な葛藤の欠如**を表している。エナクトメントが生じたときは, むしろ外的な葛藤が強烈になる。そしてエナクトメントが解決するのは, 内的な葛藤が成立した時である。それらは互いに解離され, 二人の人間により担当された二つの心の部分が二人のうちどちらかに内的な葛藤として収まった時に終わるのだという。

　このままではまだわかりにくいので, 先ほどのパートナーと別れたいという人の例について考える。内的な葛藤を持つ, とは「別れたい」「一緒にいたい」という二つの気持ちの間で揺れることである。これは実は私たちが通常さまざまな物事に対して持っている気持であるが, 解離ではこれが生じない。「別れたい」という気持ちの時は「一緒にいたい」が,「一緒にいたい」時は「別れたい」が, 意識野に存在しないのだ。この解離状態は, ある意味では葛藤を持つ苦しみを回避している状態といえる。というのも一つの事柄にさまざまな気持ちを持つことは, その人の豊かな心の在り方を示すと同時

第5章　解離と精神分析(1)——ドンネル・スターンの理論　71

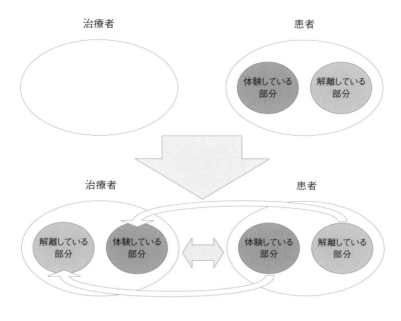

図2

に，その人が体験するストレスをも表していることになるからだ。物事を白か黒かに決めることはその意味では世界を分かりやすく，迷いのないものに見せてくれることでもある。

ただしこの後の記述からわかるとおり，この種の解離は私たち人間一般において時には生じる可能性がある。その意味でこれはいわゆる「弱い解離」であり，「解離性障害」において生じる解離（「強い解離」）の問題ではないのだ。

さて同様の議論を提唱している人として，ジョーディ・デイビス Jody Davies という分析家があげられる。彼女は以前からトラウマ関連の議論を扱っている（Davies, 1992）が，彼女の説は，患者の中で解離している体験はエナクトメントとして出現し，それを唯一扱うことができるのは，転移‐逆転移関係の分析であるという。そしてそれは，ピーター・フォナギー Peter Fonagy たちの研究との共通点がある。メンタライゼーションの議論で

おなじみの，イギリスの分析家フォナギー先生のことであるが，彼もエナクトメント，スプリッティング，解離といった概念を用いて縦横無尽に議論しているという。

サリバンの概念との関連

スターンによれば，ここで援用されるのが，サリバン Sullivan の概念 good-me, bad-me, not-me であるという。日本語では通常，「よい自分」，「悪い自分」，「自分でないもの」あるいは「自分でない自分」と訳される。対人関係論の創始者ともいえるサリバンの理論がここで再登場するのだ（本書の第14章も参照）。

スターンは興味深い説を提唱している。もし解離やエナクトメントが good-me と bad-me の間で生じているのであったら，精神分析的な治療を介して両者のあいだを取り持つのはさして難しくない。なぜなら両者は葛藤関係にあるからだ。しかし問題は，me と not-me の間に生じている解離である。その際，治療者は「非合理的で感情のこもった体験に，時には相当長期間にわたってわが身を委ねなくてはならない」(p.215)。そしてこの me と not-me の間のエナクトメントを扱うことが治療上最も重要で，また難しいという。

ここでスターンやブロンバーグたちが言っている解離とは，相当広い範囲の体験を包括していることになる。そして good-me と bad-me の間の解離とは，おおむねこれまでも述べてきた「弱い解離」に該当するということがわかれば，それだけ理解しやすいであろう（ただしサリバンの理論は，「強い解離」をも含みうるものと私は考えているが）。

分析家の側の解離

スターンが次に論じるのが，分析家の側の解離という問題である。ただしこれは患者の側の解離によって引き起こされるものの，何か異物が患者から治療者にやってくるという，しばしば投影性同一視に見られるような状況ではないということを強調している。つまり分析家の側の解離も，その自己の

責任において生じてしまうのだ。
　このテーマについて考える上での重要なヒントとなるのが，ハインリッヒ・ラッカーの同調型，補足型の同一化，ないしは逆転移という考え方だ。同調型同一化は患者の意識内容に沿って治療者が思考する内容であり，補足型はそれに対して反応する形の思考内容である。たとえば「自分はダメだ」という患者に対する同調型の同一化は，「そうですね。あなたはダメなんですね」であるのに対して，補足型ではたとえば「そんなことでどうするんですか！」という思考となる。
　ラッカーはこんなことを言っているという。「治療者は常に逆転移神経症にかかっている。」（Racker, 1957, p.32）
　ここでスターンがあげている例を示そう。患者が攻撃性を示している時に，治療者が自分の攻撃性を否認している場合には，その患者に対して共感的にはなれないという。その代わりに治療者は，患者が幼少時に怒りを向けた際にそれを拒絶して来た親に同一化することになるのだ。
　この例はとても分かりやすく，またスターンの発想がどのようにラッカーの影響を受けているかについてもわかる。ただしラッカーはここに解離という用語や概念を持ち込んではいなかった。それはスターンらの功績と言えるのだ。
　ところで私の印象では，この解離の概念は，精神分析におけるスプリッティングの概念と類似していると言えそうだ。投影性同一視の概念とも近い関係にあると言えるだろう。患者は（もちろん治療者も，だが）一緒にしておけない思考内容を相手（治療者）に投げ込む。このことは治療者が患者の解離部分をエナクトする，という先の議論につながる。そしてこれはスターン自身が否定しているにもかかわらず，投影性同一視と似たような心の働きと考えざるを得ない。すると解離理論と投影性同一視の理論とは似たような現象であり，出自が違うだけだ，ということにはならないだろうか？　解離理論の場合には，サリバンがその根底にある。何しろ me, not-me の概念を打ち出したのは彼だからだ。いみじくもブロンバーグは言っている。「サリバンの理論は，私の考えでは，解離の理論なのだ」と（Bromberg, 1995）。
　ではサリバンは解離についてどのようなことを述べているのか。サリバンはこう言っている。「パーソナリティの中で両親や他の重要な人々に肯定さ

れていない自己表現については，自己は言わばそれに気がつこうとしない。それらの願望やニーズは，解離されるのだ。」(Sullivan, 1940)

　ここでサリバンが言う解離は，実は schizophrenia（統合失調症）の症状で用いられるような深刻な機制であるという。ただし彼の言う schizophrenia はかなり広い意味を持っていたのも事実である。そしてそれは少なくともサリバンの中ではおそらく私たちが用いる「解離性障害」も含むに違いない。

　ともかくこのサリバンの言う解離されたものは，彼自身の言葉を借りれば not-me となるが，それは象徴化されずに自我の外にとどまり，時期が来れば侵入してくるようなものだ。まさにスターンが言うエナクトメントのように，である。このサリバンの理論にはフロイトのような欲動 drive は存在せず，またこの解離の精神への影響は，通常は目に見えないものであるという。しかしパーソナリティはそれを中心に構造化されていて，それはちょうど絵がキャンバスの周辺の白地に囲まれて構成されるのと同じだという（前掲書, p.218）。

　フロイトによれば，防衛は無意識的な葛藤から生じる。そしてそれは葛藤の一方だけを意識化する形で行われる。それがフロイト的な葛藤の回避のされ方だ。しかしサリバン的に言えば，葛藤は解離という形で，すなわちもう片方を構成しないことで回避されるというのだ。

　スターンの解離に関する議論をもう少し彼自身の用語を使って説明してみよう。「構築主義の立場からは，主要な防衛は，体験を創造したり言葉などにより分節化したり articulate することへの，無意識的な拒否，可能性に背を向けることである。人がそれに対して興味を持たないとき，体験は事実上存在しないことになる。それが心のどこかの隅に『留め置かれて parked』いたり，秘匿 secrete されているということではない。最初から構成されていないのだ。解離された自己状態は，いわば可能態としての体験 potential experience であり，その人がそうすることができるならば存在していたはずのものである。」「現在の状況が私たちの最も深い層にある情緒や意図と交流することで，各瞬間に体験が刷新される。しかし私たちは自分たちがなすことを直接体験することで新しい体験を構築することに参加することはほとんどない。私たちがどれほど頭では自分たちの創造的な役割を信じていても，

私たちが実際に行うことはいつも招かざる性質 an unbidden quality を帯びているのだ。未来は私たちのもとに来る。それはそのようにして見出される。それは向こうから『訪れる arrive』性質のものだ。」(p.223)

　このスターンの感覚は私自身の体験に関する理解とも通じる。私たちの体験とは刻一刻私自身により創造されているようでいて，実は心の深層と外の現実世界とのかかわりで私たちに訪れてくるものなのだ。そしてまだ解離されているものも，期が熟すればそのようにして私たちの体験に組み込まれていくことになる。

　私たちのなすことが，「向こうから来る」という性質は，思考においても表象についても言える。考えが，発想が，新しい旋律が，向こうからやってくる。時には幻覚に近いような生々しさやリアリティを伴って。もちろん誰にでも同じようにそれらがやってくるというわけでは決してない。たとえば私には聞いたことのない旋律が湧いてくる才能はないが，作曲をする人の場合はこれがしばしばあるはずである。

　以上の内容は，脳科学的には誠に正しい観察と言わなければならない。前野隆司先生の「受動意識化説」（前野，2004）や私自身の著作「心のマルチネットワーク」（岡野，2000）が示すとおり，私たちの意識は一種の幻であり，脳の神経ネットワークが自律的に産出したものであるという見方が成り立つ。そのことをすんなりと受け止めた場合，私たちの思考や行動のすべてはエナクトメントである，というある種の極論に至るということになる。しかしスターンやブロンバーグの議論は，それを解離と結びつけているところが特徴である。それはそれで歓迎したいのだが，すると今度は「何でも解離」になって混乱するのではないかと心配にもなる。

　ところでスターンは解離されている心の部分を取り戻す手段は，心の中のざわめきに耳を貸すことであるという。ここも彼自身の記述を引用しよう。

　「治療中に自分の解離に気づかせてくれたのは，ちょっとした心のざわめき chafing であった。さてここで最初の疑問に戻る。なぜ解離の存在が，心のザワつきで見つかるのか。目がそれ自身を見ることができなくても，どうしてそれ自身のヒントが得られるのだろうか。おそらくこれらのヒントの大部分は，私たちの知覚を逃れるのだ。でも精神分析的な作業への献身により

それが可能になる。胸のザワつきは葛藤の前触れのようなものだ。」(p.225)

解離している部分は，その存在をざわめきで伝える。それはたとえばフロイトの不安信号説，すなわち「抑圧しているものが不安を信号としてその存在を知らせる」という説と少し似ている。臨床家の中には，この両者を区別することにあまり意味を見出さない人がいるかもしれない。しかしスターンならこう言うだろう。「いや，解離されている体験は，まだその時点では持たれていない（「フォーミュレイトされていない」）のだ，と。確かに抑圧されたものというのは，無意識の中に所与としてすでに存在していて，ただしそこに抑圧という名の蓋がかぶっている状態である。しかし解離に関しては，それがまだ体験されていないのだ，というのがスターンの考えなのである。

解離されている心の部分を取り込んでいくためには，心のざわめきを用い，それを手掛かりとすることだが，それは最初はたやすくはない，とスターンは言う。しかしそれがある種の自由を自分に提供してくれるという感覚を生むのだという。この心のざわめきに関するスターンの説明を少し聞こう。

「分析家は体験を積むことで，不快な情動を貴重なものと考えるという術を得る。キャリアを始めて最初の頃は，ここで述べている心のザワつきは不快なものだが，そのうち自由の直感 intuitions of freedom となるであろう。自由への願望に根ざした私たちの臨床の作業へと献身する中で，私たちはそれに興味を抱く能力を有するのだ。そしてその自由さは患者だけのものではない。私たちの自由でもある。そのために私たちは辛い体験にも動機づけられるのである。私たちは経験を積むことで，安全よりも自由を求めていくようになるのだ。あるいは安全を感じることにあまり多くを費やす必要がなくなるために，自分たちの自由への願望にさらに耐えることができるようになると考えてもいい。」(p.226)

スターンによれば，この考え方は分析家ネビル・シミントンの提言とも通じるという。シミントンは，精神分析とは「自由の活動 the act of freedom」に向かうものであり，それはそれまでの無意識的な拘束から自由になることである，とする（Symington, 1983）。これは治療者が患者に満足を与えたり真実を知らしめたりすることではなく，患者といるという体験をより自由に感じるようになることを意味する。「私は臨床を初めて最初の頃は，心のザワつきを一種の警告と感じていたが，今ではそれをチャンスと感じるように

なっている」とスターンは言っている（p.226）。

スターンの解離理論はこのように，かなり壮大で解離だとかエナクトメントとかにとどまらず，人間が無意識から解放されるためには……という話へと広がっている。でもここで無意識が出てくるところが精神分析なのである。

スターンによる葛藤の問い直し

ここまで解離の分析的な意味についてスターンの論文を参照しつつ考察してきたが，この論文の最後にスターンが問い直している重要な概念として，葛藤があげられる。葛藤は，従来の精神分析においては中心的な位置を占める概念である。これと解離とはどのような関係になるのだろうか？　ここでもう一度考えてみる必要がある。

通常私たちが理解している葛藤とは，苦しく，できればそれを回避したいような心の在り方である。葛藤とは二つの心の間で，どちらをも選択できずに苦しむこと，と私たちは理解する。それは時には「無意識的葛藤」として無意識レベルで存在するとされ，何らかの苦痛を呼び起こすために，私たちはそれを回避し，自らを防衛しようとする。

ところがスターンの解離理論からすれば，葛藤よりもさらに深刻な状況があり，それは葛藤が成立しない状況，心の一部が体験として成立していない，解離された状態であるということになる。すると治療目標は葛藤を成立させることとなろう。**フロイト的に言えば解決するべきものとしての葛藤は，スターンにとっては治療の一つの目標ということになる**のだ。この提案は古典的な分析理論への果敢な挑戦ということができる。

葛藤が成立するために，解離されているものを取り込むことは，治療関係の中で生じる，とスターンは言う。そしてこのようにして取り込まれた心の部分は，それまでの意識化されていた心の部分をも変える働きがある。それはこれまで解離していた部分についての寛容さを獲得することと関係しているのだろう。

〈ある事例〉

ここで葛藤と解離について考える上で，私がなるべくわかりやすい例を挙

げてみる。

　　　ある母親が，中学3年生の息子に「今日の宿題はやったの？」と尋ねる。いつもの口癖だ。母親として子どものためを思って宿題の確認をしているつもりでいる。でもなぜか言った後にいい気持ちがしない。聞かれた息子もまた苛立ちを覚える。そしてこう言う。「まだやっていないけれど，ちゃんとやるよ。さっき学校から帰ったばかりじゃない。それにしてもお母さん，僕が一体いくつだと思っているの？」母親はそれを聞いて，「やっぱりまだやっていないのね。生意気なこと言うんじゃないの！」と思わず声を荒げるが，その自分の声を聴いてふと思う。「でも中3の息子が宿題をやったかを確認することって，息子のためを思っているというよりは，自分の不安のためじゃないかしら」。

　母親はこうしてようやく「葛藤」を体験する。つまり「息子のためを思う部分」と「自分の不安をやわらげたいという自己中心的な部分」の両方を同時に心の中に持つのである。そして最終的にこの母親が自分を受け入れるプロセスを進めると，次のように考えることになるだろう。「親って，こんなものかもしれないわね。何しろ十年前，息子が初めてのお使いに行ったときは，隠れて後をついて行ったんだもの。そしてそれは私の不安に駆られたものだとしても，決して無駄な行為ではなかったでしょう。今はそれを少しずつ手放しているところなんだわ。そしてそれをわかっただけでも自分を誉めてあげてもいいんじゃないかしら？」こうして葛藤を受け入れた時，葛藤を持つこと自体について後ろめたさを持つ必要がないのだ，という感覚もまた生じるのであろう。

解離とその苦しみ

　葛藤を持つことをある種の達成と考えるとき，それは一つの苦しみを背負うことを前提としていることになる。葛藤自体はそれなりにストレスを伴うからだ。しかしまたスターンは解離の持つ病理性やそれに伴う独自の苦痛についても考察を加えている。私はこの問題について十分にスターンの考えを伝える自信がないため，少し彼自身の記述を翻訳して記載してみる。

　「……激しい心の痛みの最中も，葛藤が不在の場合がある。そしてその不

在こそが痛みの原因であり，葛藤を作り出すことにより軽減するかもしれないのだ。言い換えるならば，反復強迫は必ずしも意識的な目的と無意識的な目的の間の葛藤の硬直したエナクトメントではなく，本来体験するべき葛藤が不在であることにより継続されているかも知れないのだ。逆説的に聞こえるかもしれないが，解離した自己状態の場合は，葛藤を体験できるようになることが目標なのだ。（中略）意識的な葛藤は必要である。なぜなら他の誰かとの間に起きていることから十分に距離をとることで反省し，何が起きているかを「見る」ようになるためには，私たちはもう一つの視点を必要とするからだ。私たちはもうひとつの解釈（というよりはもうひとつの体験というべきか）を必要とし，その解釈は必然的にすでにある解釈との間に葛藤をおこすのだ。解離について言えば，あるひとつの心の状態を見るためには，そのバックグラウンドを体験する必要があるというわけである（p.228）。」

ここで「反復強迫は葛藤の不在により維持される」というのは，斬新な発想である。反復強迫は無意識的な葛藤が問題だ，と古典的な分析家は説いてきたはずだからである。スターンはこの反復強迫のことをエナクトメントと言い換えているのだろう。そしてそれが繰り返される限りは葛藤が体験されていないというわけである。否，エナクトメントであるという把握さえもできていないとしたら，それはエナクトメントとも言えないというわけであろう。むしろただの繰り返しという意味での反復強迫ともいえるのだ。上の例では母親の「宿題が終わったの？」がエナクトメントであると把握されることで，初めてそれが行動を変更する mutative 力を持つことになるのだ。

しかしここで私は再び思うのである。葛藤の不在（スターン）ということと，葛藤が無意識的である（フロイト）ということは，そんなに違うことなのだろうか？ 同じ現象の別の見方ということはないのか？ スターンはそんなに新しいことを言っているのだろうか？

ところで解離における苦痛をあえて表現するならば，それは自由や主体性の欠如である，というのがスターンの主張である。再び引用しよう。

「内的な葛藤の創造は，主体性の感覚の創造でもある。葛藤関係にあるもうひとつの選択肢を欠いた状態での願望は，強迫行為以外の何ものでもなく，強迫は自分自身の人生を選択しているという感覚を否定する。エナクトメン

トを脱構築することは，精神的な意味での奴隷となることの回避である。奴隷化を行う動機はしばしば他者を支配することだが，それは本人を縛ることには変わりない。全くの二次元的なエナクトメントの世界では，支配層が力を維持するかもしれないが，彼らも被支配層と同じくらいに縛られているのだ。この意味で，私が描いているエナクトメント，つまり解離に基づいたエナクトメントは，ベンジャミンが言うところの反転可能（やる側 - やられる側 doer-done to）な相補性とおなじことである。」(p. 229)

そしてそのことは結局精神分析の目的にもつながるという。
「患者も治療者もお互いを認識すること以上に自分自身を創造的に体験することはできない。うまくいった精神分析の結果は，自分の人生は自分自身のものであり，他ならぬ自分自身が生きているのだという，確固たる，思考のない unthinking 確信を得ることである。しばしば自分の人生は自分の心の創造したものだという感覚（味気ない用語を用いるならば，能動の感覚 sense of agency ということだが）は，葛藤に近づくことにより得られる。それは私たちが直面している問題に関する立場を選択する必要に迫られると，自分の手が土を耕しているという感覚を得るからである」(p.229)。

エナクトメントにかかわる苦しみも，結局は自分が自分の体験や行動の主体となっていないという体験に関係している。
「それとは対照的にエナクトメントでは，体験はそれに影響を与えることができずに絶望的になることもあれば，他の人に押しつけられたという感覚を与えることもある。それは時にはそうとは気がつかずに起きてしまうのだ。それらの種類の体験のなかでも，特に強制されたという感覚は，エナクトメントではしばしば体験されることである。私たちは奴隷になり，そのように生きることを強制されて made いると感じ，どうすることもできない［訳注：この made は，解離や統合失調症に見られる作為体験 made experience のニュアンスを有する］。解離の場合には，自分の生に自分が十分に棲んでいるという感覚，ウィニコット Winnicott が述べた真の自己の「本物である感覚」を持つことができないのだ。私はこの論文を，『目はどうやって自分自身を見るか』という謎かけにより始めた。後に私はそれを，より回答がし

やすい形に変えた。そしてわかったのは，逆転移を知ることが不可能であるのは，私たちの心がひとつであること singlemindedness という観点から見たときだけである。私たちの心が一つの状態しか取りえない時，自分自身を観察することは，心を捻じ曲げて不可能などこかから眺めるようなところがある。これが「ブートストラッピング（靴紐）問題」だ［訳注：bootstrap とは通常は「自分自身で自分のことをやること」と意訳される］。葛藤を持てるようになると，私たちは心を膠着状態にしてしまっている一つの固執した考えに対して，もう一つの選択肢を設けることができることになる。私たちは複数の意識状態を作ることができるのだ。専心さの状態から脱するということはいくつもの内的な状態を持つ事ができ，一つの心がもう一つの心を，形而上学的な歪曲を経ることなく眺めることができるようになる。逆転移への気づきという，それ自体が不可能な問題は，葛藤を体験することにより専心さを超克することで解決するのだ。」(p.230)

これらの引用により，スターンの主張はほぼ尽くされているだろう。しかし素朴な疑問は残る。この分析的な解離理論と古典的な精神分析との決定的な違いはどこなのだろうか？

たとえば愛と憎しみという古典的な葛藤を考えよう。相手に対する愛する気持ちと憎らしい気持ちの両方を持っているのが葛藤である。すると「愛している」とだけ思っていて，相手を苦しめるようなエナクトメントを起こしている人は，相手への憎しみは解離されていることになる。しかしこれは「憎しみを抑圧した状態」と果たしてどれだけ明確な違いがあるのだろうか？

この問いへの一つの回答は「抑圧の場合には，失策行為や症状として現れるはずだ」というものであろう。しかし相手を「誤って」傷つけてしまうという行為は，果たしてエナクトメントとどう違うのか？　この点はやはり今一つ不明なのである。

精神分析における解離理論から見えること

これまでに見たスターンの主張は以下のようにまとめられるだろう。
　私たちはある種の行動を起こした時に生じる心のザワつき chafing をきっ

かけに，その行動を振り返り，そこにもう一つの心の存在の可能性を知る。それは治療においても生じ，もちろん現実の世界においても生じるのだ。その行動をエナクトメントと呼び，もう一つの心を解離された心と呼ぶ。そしてその解離された心とは，何かすでにあってそこに眠っているものではなく，まだ象徴化されていない，すなわち言葉にすらなっていないようなものなのである。

　本書のテーマである解離についての議論の一環としてこのスターンの主張を追って来たが，もちろん「解離性障害」における「解離」との違いは明らかである。解離性障害における「解離」（「強い解離」）とは，輪郭が鮮明であり，しばしば健忘障壁があったり別の主体により担われたりしている。スターンたちの論じる解離はむしろ緩やかな解離（「弱い解離」）である。

　この章を終えるに当たり私が主張したいのは，精神分析の世界は，もはやフロイトの時代のように，解離をタブー視し，抑圧一辺倒の考え方をするといった風潮からは変わりつつあるということだ。しかしあくまでも米国の分析の世界に限って言えることではあるが。だがその急先鋒たるスターンの論述を見ても，そこで出てくる解離は，もっぱら「弱い解離」であり，解離されている心はいずれ治療その他を通して主体に取り入れられる。そしてあくまでも主体は一つということになる。つまりスターンの解離理論はそもそも人格部分という考え方を前提としていない。その意味ではまだまだ「精神分析的」なのである。そのため「強い解離」すなわち解離性障害に悩む人にとっては必ずしも助けとはならないかもしれない。

　ただしスターンの理論に精神分析らしからぬところがあるとすれば，解離された部分をいわば「所与 a given」としては扱っていないという点なのだ。解離は外側にあって，また主体によっては体験されていないのである。それは抑圧されたものはすでに無意識に存在していたという伝統的な分析的な考え方とは明らかに異なる。ここにスターンの解離論が，狭義の解離に関する理論と分析理論の中間に位置することが見て取れるであろう。それは解離された内容を，抑圧された内容のようにすでに存在していたものとは扱わない点において，「狭義の解離」理論に似ていて，でもそれは結局ひとりの心の辺縁部（無意識と言ってもいいのだが）に形を成していないながらも存在しているという意味では，やはり精神分析的な議論なのである。

第6章　解離と精神分析(2)
——フィリップ・ブロンバーグの理論

　精神分析の世界でスターンとともに解離の問題を非常に精力的に扱っているのが，現代の米国の精神分析における新しい流れを代表する精神分析家フィリップ・ブロンバーグである。本章では彼の近著『関係するこころ』（フィリップ・ブロンバーグ著，吾妻壮他訳，誠信書房，2014年）をもとにその理論を追ってみる（以下に特に断りがなければ，引用は本書からとする）。

　本書は"The Shadow of the Tsunami"（Routledge, 2012）の全訳であるが，まず目を奪われるのは，気鋭の脳科学者でありかつ分析家のアラン・ショアによる40ページ近くにも及ぶ長大な序文である。アラン・ショアについては本書の第1章で触れているが，彼のこの世界での発信力の大きさを改めて感じさせる序文である。

　結論から言えば，ブロンバーグの解離理論は，基本的には前章で検討したドンネル・スターンと同様の路線にあると言える。というよりブロンバーグこそが解離とエナクトメントを結びつけて論じる先駆けとなったのである（Bromberg, 1998）。外傷説とサリバンの理論と解離とエナクトメントと脳科学。そして愛着理論。これらが合流するのが新しいトレンドであり，その開拓者の中心人物がスターン，ブロンバーグであり，彼らに脳科学的な根拠を提供するのがショアなのだ。

　ブロンバーグの文章からは，彼が「トラウマ論者」であるという印象を改めて受ける。「トラウマ論者」とは，人間の精神病理に関連する要因として過去のトラウマ，特に幼少時のそれを重視する立場である。彼はトラウマを，発達過程で繰り返し生じるもの，つまり一つの「連続体」として捉える。

そして自分の存在の継続自体にとって脅威となるトラウマの影響を tsunami（津波）と表現し，それが彼の著書の題目にも反映されている（ちなみにこの「津波」はわが国を襲った東日本大震災とは直接は関係ない）。

　発達的トラウマの体験により，サリバンの「自分でない自分 not-me」が形成されるが，それは「他者の目を通して自分を見る力の欠損」を同時に意味するとする。そしてそれを治療的に扱う分析状況としてブロンバーグが提唱するのが「安全だが安全すぎない」関係性であるという。つまり早期のトラウマを，痛みを感じながらもう一度生きることを可能にするような治療関係であり，そこでは単に優しく安全であるばかりの治療者であってはならないというのだ。ここにはブロンバーク特有の臨床哲学を感じさせる。

　彼が紹介する治療例では，治療過程においてエナクトメントを通じて「自分でない自分」が自らの内に取り込まれて葛藤を達成するプロセスが，とてもよくうかがえる。ブロンバーグは，エナクトメントが，あくまでも二者的な解離プロセスであることを強調する（ここでスターンの理論の解説に登場した前章の図（71 ページ）を思い出していただきたい）。解離は患者だけではなく治療者をも包む繭のようなものとして表現される。

　ブロンバーグは，解離とメンタライゼーションとの関係についても触れる。彼はピーター・フォナギーやジョン・アレンなどの研究者によるメンタライゼーションの業績（Allen, Fonagy, 2011）と自分の治療論を非常に近い位置においている。

　ブロンバーグによれば，解離は基本的には正常範囲でも起き，それはたとえば物事に夢中になった一意専心のような状態であるという。また抑圧は不安に対する反応であるのに対し，解離はトラウマへの反応であるとし，それをサリバンの分類に根拠づける。サリバンは不安はそれが生じる状況を段階的に実感することを許すが，トラウマ（サリバンの言葉では重度の不安 severe anxiety）では，起った時の直近のことがすっかり消し去られてしまう，と表現しているのだ。ここもスターンと論旨は一緒だ。

　ブロンバーグの理論にはどこかコフート的なニュアンスもある。同書の第 5 章「真実と人間の関係性」には気になる文章が現れる。患者の希望は，分析家から受け入れられることだけでなく，必要とされることで，それが心地よさをもたらすという。そして発達早期にそれが欠如することが関係性の外

傷につながる。ブロンバーグはこれを愛と呼んでもいいとさえ言うが，精神分析における愛というタブーの領域に踏み込んだ注目すべき文章である。人間にとって愛されるという体験を，しかも幼少時に持つことが，心の成長にとって決定的な役割を担う。

葛藤と解離

　ではブロンバーグの理論は，これまでの精神分析の立場とどのように違うのか？　それを象徴するのが彼の葛藤に関する理論であるが，ここは前章のスターンの理論とほぼ重ね合わせることができる。彼は古典的な立場では「葛藤は，たとえ患者がそれを経験できていない時でさえ常に精神機能を組織化していると考える（p.84）」という。しかし葛藤への防衛が必ず解釈により解決するという姿勢を問題視する。すでに述べたとおり，彼の立場は基本的には外傷モデル，ないしは欠損モデルのそれであり，発達過程で養育者から認識されないことによる外傷を重視するのだ。彼はそれを，性的虐待や暴力などに代表される，大文字のトラウマ Trauma と区別する。そしてその結果として生じるのが，解離された「私でない私」の状態なのである。

　「私でない私」の状態は，治療者と患者の両方により解離させられ，エナクトされる。そのような治療関係においては，治療者は患者の話の内容よりは情動的な反応を行う。それにより自己状態のシフトが感じられるからだ。そしてこれが解離的なギャップに気をつける，ということの意味であるという。

　ブロンバーグは，治療者は常に「解離のギャップに気をつける」べきであるというが，彼が勧める患者へのアプローチは，あたかも DID の患者への語り口のようだ。「私は，あなたには後ろに隠れている別の部分があって，その部分は，私が今しがた言ったことを嫌っているような気がするのです」（p.90）という，いわゆる「トーキングスルー」のような言い方を紹介している。解離的なギャップに気をつける治療者は同時に，葛藤を前提とした言葉の言い回しには注意を喚起する。患者の言葉を抵抗と見なす傾向，矛盾する連想の内容を合理的に解釈する傾向などである。そこにはカンバーグ流の「スプリッティングの解釈」も含まれる。いずれも葛藤モデルに従った「わ

かった風な」解釈と言えるだろうか。それに対してブロンバーグは「解離が作用している限り『一貫性のなさ』には何の参照枠もない」とする。

ただし彼の理論は葛藤を排除するものではない。「精神機能が本来，解離と葛藤の間の弁証法である」と言い，葛藤（抑圧，と言い換えてもいいだろう）と解離が排他的ではないことをも示している。彼はまた「正常な心理機能としての解離は，通常は内的葛藤との快適な弁証法的な対話により作用する」（p.125）とする。ただし「解離が絶頂の時，葛藤を構造化する力は，まだ存在していないということである」ともしている。

ここで私見であるが，人の心は解離と葛藤の弁証法として，つまりは両方が欠くことのできないメカニズムとして働いているとすれば，それは理想的であろう。なぜなら「解離の議論は，抑圧の議論と相互補完的」と言えるし，解離の議論は精神分析を豊かにこそすれ，それに反するものとはならないからだ。ただし解離の議論には，抑圧理論の欠陥や不十分さを指摘しているようなところも確かにある。それはおそらく解離の概念をことさら排除しようとしたフロイト以来精神分析に内在している問題ではないかとも思う。

心に関する理論は, 抑制と解離で十分ではないか?

さらに私の見解を示すならば，心に関する理論は，抑制と解離で結構こと足りると考える。抑圧と解離の両方は並び立つ必要は必ずしもないのだ。ここで抑制とは suppression（抑圧は repression）である。あることを「考えないようにしている」というのはほとんどは抑制だ。心の片隅に一時的に押しやっているが，油断をすると出てくるという誰にとっても日常的に体験される心の働きである。しかし抑圧はもっと見えにくく，正体不明である。理論的には，抑圧は「抑制をもっともっと深く，強くしたもの」というニュアンスがある。抑制する先は前意識，つまり心の舞台の袖あたりだろうが，抑圧はそれより深い無意識，つまり心の舞台裏へと押し込められる。しかしフロイトは抑圧されたものは常に出て来ようとする力を持っているという。それがいわゆる逆備給と呼ばれるものだ。風船を水面下に押し込めると浮上してこようとするのに似ている。そして意識はこの圧力を感じているはずだ。あるいは症状という形でその影を意識野に落とすことになる。

しかしそのような心の働きも，結局は抑制のうち強いもの，と理解すればそれでいいのではないか。なぜなら力を感じているということは「何かが出てこようとしているのを押し込めている」という実感を生むであろうし，その「何か」の性質を薄々感じているならば，それはすでに前意識的，と言っていいはずだ。すなわちそれは抑制の定義を満たすはずである。そしてもしこの力が「何か」も全く感じられないとしたら，それは結局「解離」と変わらない，というのが私の率直な意見である（これについては第13章を参照されたい）。

フロイトはこの抑圧という概念に大きな自信を持っていたらしい。心という装置は抑圧されたものをさまざまなものに加工する。それが症状であり，錯誤であり，時には創造的な活動であると考えた。しかしその後の100年の精神分析の歴史で，そうは簡単にいかないことがわかっている。解釈により，抑圧されたものの内容を解き明かすという作業がいかに込み入っていて難しいかを臨床家ならよく知っている。

私は心理の学生に次のような説明をすることが多い。私たちの無意識の中には，思考やファンタジーや感情の詰まった箱がたくさんある。ある心の内容が解離されている時，その箱のふたは閉まっている状態である。それ自体は静かで，その存在は普通は感じられない。ところが抑圧とは，その蓋が半開きで，中から出ようとしているものが感じられる。ふたを内側からノックしている音が心のどこかで聞こえるように（たとえば症状として現れる）。

しかしその音を感じるということは，すでに意識野からもその存在が感じられるもの，つまりは抑制された内容ということになるだろう。無意識に静かに眠っているとなると抑圧とも解離とも呼べるのではないか。そして抑圧という概念が実は非常に曖昧である以上，解離の概念の方に軍配が上がる気がする。

技法について

ブロンバーグに戻ろう。彼は治療は技法なのか，という，私たち治療者を深く悩ませる問題にも言及している。彼は「『技法』が暗黙のうちに存在していることに気がつかないと［中略］その技法と内的に一貫性を保ってはい

ても，二者［治療者，患者］間の細かな探索の可能性を閉ざしてしまうような聞き方のスタンスを生み出してしまう」(p.155) と書いている。

　ブロンバーグは技法のひとつとしてフロイトの「自由にただよう注意」を挙げる。これはフロイトが「強制的な技法」ではない自由な技法として提唱したが，患者の言葉の意味を見出すという作業にとってかわられたことにより，後世の分析家たちにとってはその目的を果たさなかった。しかしブロンバーグたちの提唱する関係精神分析による「聞き方」とは，「絶えずシフトしていく多重のパースペクティブ」に調律することで，それは両者によるエナクトメントにも向けられるという。

　ブロンバーグは技法について，演奏活動を引き合いに出す。すぐれた演奏は単に楽譜を追って楽器を操るだけではない。そこに「湧き出る」音楽がなくてはならない。そしてそれは演奏に感情的，身体的に巻き込まれ，作曲家が曲を作っている間に感じた感情を表現するものであるという。治療についてもそれは言える。そこには規則や決まりに従った部分があるが，それだけで治療は成り立たないのである。このことは講演などにも言えるかもしれない。書かれたものを朗読するのか，それとも原稿を見ずに語るのかで聴衆に対するインパクトには大きな違いが生じるのだ。

　ともかくもこのような分析的なかかわりは，多くの分析家が異口同音に表現しているものだ，とブロンバーグは言う。ウィルマ・ブッチ Wilma Bucci の「象徴化以前の subsymbolic」，ドンネル・スターンの「未構成の unformulated」，そしてブロンバーグ自身の「解離している dissociated」体験。ジェシカ・ベンジャミン Jessica Benjamin の「サードネス thirdness」の概念化もそれに関係しているという。

無意識について

　ブロンバーグは無意識的空想についての考えも披露している。クライン派の精神分析ではあまりに重要なこのテーマにどう対峙するかが，特にブロンバーグにとっても重要であるらしい。ちなみに無意識の概念は，通常は当たり前のように語られているが，実は疑問の多い概念だと私は思う。無意識的空想の内容について少しでも明確にしようとしたら，それは「意識的」にな

ってしまうのではないか？　そもそも無意識で考えるということなどあるのだろうか？　という疑問をつい持ってしまうが，精神分析の歴史でも実はこの概念の持つジレンマを口にした人は多いらしい。

　アメリカ西海岸の分析界の長老ジェームズ・グロッツテイン James Grotstein もそうだったという。「分析家が患者とともに本当の意味で言及することができるのは，すべて意識できる空想である……」と述べたという（p.181）。ブロンバーグの場合も同様の疑問を持っていることが吐露されている。「私が無意識的空想という概念を受け入れることに気が進まないのは，理論的というよりもむしろ臨床的なためらいなのだが，実際には理論的なためらいもある」（p.185）という。「精神分析では，患者が分析家に自分の無意識的空想を打ち明けるのではない。患者は自分自身の無意識的空想そのものであり，精神分析という行為を通して分析家とそれらを共に生きるのだ。」ここですでに彼がエナクトメントのことを言っているのがわかる。彼の言うとおり，**患者が無意識内容を「打ち明ける」というのがそもそも矛盾している**。言葉にした時点ですでに心はそれを対象化しているのだし，その意味では無意識ではない。それを行為に出してしまうところが無意識的であり，その行為そのものが無意識（的空想）というべきである，という。ここから結局解釈などによる内容ではなく，関係性がより重要だという議論に入っていく。「ボストン変化プロセス研究会は，対話の領域が広がり，流暢さが増すことが，治療を通して永続的なパーソナリティの成長が引き起こされるために一番大切だと論じている。」これは「解釈中心主義」への挑戦とも読み取れる。

　さらに無意識的空想の概念は，しばしば「洞察」と結びつけられる，とブロンバーグは語る。「無意識には内容がある」＝「その内容を解釈するのが精神分析である」＝「精神分析は洞察を得ることが目標である」と等値されるだろう。しかし「洞察とは茂みに隠れている動物を発見するようなものではない。それは隠された過去の現実を暴くものでもない。それは現在の経験の意味の再組織化であり，未来と過去の両方へ向かっての，現在における再方向づけなのである」（p.191）。つまり洞察という概念を棄却したわけではないが，より関係論的に再定義できるというわけだ。

　しかしこのような精神分析的な無意識への疑問とは別に，私自身は無意識

の世界が持つ限りない可能性について思いを及ぼすことが多い。それは何よりも現代の脳科学的な研究が指示していることでもある。この件については第14章を参照していただきたい。

ところで私たちは解離された心の部分をどのように知るのか？　スターンの場合は、ザワつき、であった。ブロンバーグは「なんとなく sort of 知っているという状態」について論じ、それが自分の解離された部分から感じ取れるものであるという。解離された部分はこうして自己へ「何となく」語りかけてくるのである。いわゆる関係性をめぐる暗黙の知 implicit relational knowing にもつながるその体験をどのように持つのか、それをどのように治療の中で生かしていくかについて、最後までブロンバーグは明言を避けているようである。

ブロンバーグの著述から感じるのは、彼はすでに新しい精神分析の行先を見越しているということだ。そこでは解離と心の理論、愛着、脳科学などがキー概念となるべきことを提唱している。私はこれについては常日頃考えていたことであり、全く異論がないどころか、むしろ非常に頼もしく、勇気を得た気がする。

ただ一言解離との関連で言うならば、やはり精神分析で扱う解離は「解離性障害」の解離とは若干異なる、「弱い解離」に属するものであるということだろうか。この感想はドンネル・スターンの理論に対するものと同じである。

「強い解離」を扱う場合は、やはり解離された側の人格部分を「個別に」、もう少し言えば「別人として」扱うという必要はどうしても出てくる。解離された側は、主観にとっては「なんとなく」「繭に包まれたように」感じ取られるだけかもしれない。でも「なんとなく」感じさせている側は、独自にある明確な体験を持っている。精神分析ではあくまでも「こちら側」のみからそれについて扱うのだ。しかし解離性障害においては、向こう側まで歩み寄る必要がある。何となく姿を見せている解離された部分の側に行き、その声を明確に聞く手続きもどうしても必要になるのだ。

この違いは不明確だろうか？　精神分析における「弱い解離」では、解離している部分からの囁きを問題にする。ところが解離性障害における「強い解離」では、囁き手と直接かかわる必要が生じるのである。

第6章 解離と精神分析(2)——フィリップ・ブロンバーグの理論 91

　また本書で当然のごとく論じられているエナクトメントと解離との関係性についてはどうか。これはエナクトメントの斬新な理解の仕方である一方では，それ以外のエナクトメント，解離以外の由来を持ったエナクトメントの可能性も否定できないであろう。エナクトメントと，従来論じられることの多かったアクティングアウトとは必ずしも明確に区別できないであろうが，アクティングアウトが無意識内容の表現という意味を持つ以上，エナクトメントと抑圧との関係も考えなくてはならない。その意味では従来の抑圧や葛藤を中心概念として据えた精神分析理論との関係については今後さまざまな観点から再検討されなくてはならないであろう。
　しかしそれでも私はブロンバーグにより開かれた精神分析の新しい地平に多くの可能性を感じ，今後の精神分析のさらなる発展の方向性を示された思いがするのである。

第2部
解離治療の最前線

第7章　どのように出会い，どのように面接するのか?

　本章では，私が現時点で最善と思える，解離性障害の患者との初回面接のあり方について紹介する。精神医学的な見立てを想定して書くが，もちろん大部分は心理士による面接にも当てはまるはずである。
　私の印象では，ここ数年，すなわち2010年以降は，解離性障害の診断は以前より頻繁に，かつ正確に下されているという印象がある。見当違いの診断がついたままで「専門家」に紹介されるケースは，以前よりは確実に少なくなってきている。その代り，解離性障害（あるいはその疑い）という診断を下した後で「その治療については専門外なのでお受けできません」というケースは依然として非常に多い。
　もちろん診断が下せることは，その治療的な扱い方をわきまえているということには必ずしもならない。しかし解離性障害の診断をいかに正確に下すことができるかは，その症例をいかに扱いなれているかに大きくかかってくる。そのことを考えれば，解離性障害の正確な診断ができるが治療はできない，というのはやや矛盾した姿勢であるとも言わざるを得ない。
　ともかくも解離性障害についての認知度が増すに従い，それが見逃される可能性は少なくなってきていることは確かであろう。解離性障害は一般人口の1〜5％に見られるという見解もある（杉下など，2009）ほどだからだ。
　解離性障害の初回面接は，患者が「解離性障害（の疑い）」として紹介されてきた場合と，そうでない場合，たとえば統合失調症や境界性パーソナリティ障害の診断のもとに紹介されて来た場合とでは多少なりとも事情が異なる。本章では「解離性障害の可能性があると思われる患者について，その鑑別診断を考慮しつつ初回の面接を行う」という設定を考えて論じることにす

る。

最初に「ここに来るまで大変でしたね」という気持ちで迎える

　解離性障害の初回面接では，患者にはまず丁寧にあいさつをし，初診に訪れるに至ったことへの敬意を表すとよいだろう。通常，患者は面接者を警戒し，また自分の訴えをどこまで理解してもらえるかについて疑いの念を持っているものである。多くの場合，患者はすでに別の精神科医と出会い，解離性障害とは異なる診断を受けている可能性がある。患者が持参する「お薬手帳」に貼られた薬のシールがそれをある程度示唆するであろう。彼らの多くは過去に統合失調症やその他の精神病を疑った精神科医から，抗精神病薬（リスパダール，ジプレキサなど）の処方を受けている。またそのような経験を持たなかった患者も，その症状によりさまざまな誤解や偏見の対象となっていた可能性を，面接者は念頭に置かなくてはならない。

　患者が誤解を受けやすい理由は，解離性の症状の性質そのものにある。心の内部に人格部分が複数存在すること，一定期間の記憶を失い，その間別の人格部分としての体験が成立すること，体の諸機能が突然失われて，また回復することなどの症状は，私たちが常識的な範囲で理解する心身のあり方とは大きく異なる。そのためにあたかも本人が意図的にそれらの症状を作り出したりコントロールしたりしているのではないか，という誤解を生みやすい。そして患者はそのような体験を何度も繰り返す過程で，医療関係者にすら症状を隠すようになり，それがさらなる誤解や誤診を招くきっかけとなるのだ。

　解離を疑われる患者にも，それ以外の患者にも，私は初診の面接においては最初に「主訴」にあたる部分を聞くことにしている。もちろん本人の年齢，身分（学生か，会社勤務か，主婦業かなど），居住状況（独居か，既婚か，実家の家族と一緒か，など），などの基本的な情報をまず聞いておかねばならない。しかしその次に訊ねることは，この「主訴」に関することなのだ。つまり本人が現在一番困っていること，不都合に感じていることに焦点づけて面接を開始するわけである。ただしそれに対しては次のような反応もあるだろう。

　「私は特に困っていることはありませんよ。お母さんから言われて来たん

です。」

そのような場合には次のように尋ねることになる。

「あなたご自身の訴えは特にないということですね。わかりました。そうするとお母さんはあなたのどのようなことをご心配なさっていると思うのですか？」

解離の患者でこのような問いに関して，「さあ，そんなの知りません。」と木で鼻をくくったような返答が返ってくることはまずない。大体患者は親の当惑や疑問をあるレベルでは十分に分かっていることが多いからだ。

私の経験では，解離性障害の「主訴」には，「物事を覚えられない」「過去の記憶が抜け落ちている」などの記憶に関するものが多い。それに比べて「人の声が聞こえてくる」「頭の中にいろいろな人のイメージが浮かぶ」などの幻覚に関する訴えは，少なくとも主訴としてはあまり聞くことがない。それは前者は患者が実際の生活で困っていることであるのに対し，後者は**本人がかなり昔から自然に体験しているために，それを不自然と思っていない場合が多い**からであろう。また解離性の幻覚体験は，統合失調症のそれとは異なり，個人を脅かしたり，不安や恐怖心を掻き立てたりする要素はさほど多くないことから，それ自身が主訴となりにくいということもある。

現病歴を聞く

解離性障害の現病歴を記載する際，社会生活歴との境目があまり明確でないことが多い。通常，現病歴は発症の時期あるいはその前駆状態にある時期にさかのぼることになる。ところが，特に DID の場合は，物心つく前にその兆候が見られている可能性が高い。たとえ明確な人格部分の交代現象が思春期以降に頻発するようになったとしても，誰かの声を頭の中で聴いていたという体験や，実在しないはずの人影が視野の周辺部に見え隠れしていた，などの記憶が幼児期にすでにあったというケースは少なくない。ただし通常は解離性障害の現病歴の開始を，日常生活に支障をきたすような解離症状が始まった時点におくのが適切であろう。

もちろん解離性障害の患者の中には，幼少時の解離症状が明確には見出せない場合もあり，その際は現病歴の開始時をそれだけ特定できることになる。

たとえば解離性遁走の場合は突然の出奔が生じた時が事実上の発症時期とみなせるだろう。また転換性障害についても，身体症状の開始以前に特に解離性の症状が見られない場合も多い。ただし DID の場合には，遁走や転換症状はその症状の広いスペクトラムの一部として頻繁に生じることがむしろ一般的だ。

　解離性障害の病歴をとる際に，特に注意すべき点をいくつか挙げて論じよう。それらは記憶の欠損があるか，異なる人格部分が存在するかどうか，自傷行為があるか，種々の転換症状が存在するか，などである。

　記憶の欠損の有無を聞くことは，精神科の初回面接ではとかく忘れられがちである。多忙な精神科医が 30 分の初回面接を行うとして，「一定の時間のことを記憶していないということが起きていますか？」という質問を向けることはほとんどないのではないだろうか。しかし解離性障害の場合には極めて重要である。記憶の欠損が解離性障害の診断にとって必須の条件というわけではない。しかし同障害の存在の重要な決め手となることは確かである。人格部分の交代現象や人格部分状態の変化は，しばしば記憶の欠損を伴い，患者の多くはそれに当惑したり不都合を感じたりする。しかしその記憶の欠損を認める代わりに，患者の多くは「自分は『もの忘れ』が酷かったり注意が散漫だったりするだけだ」と思う方を選ぶかもしれない。初診の際も患者は問われない限りは記憶の欠損に触れない傾向にある。面接者の尋ね方としては，「一定期間のことが思い出せない，ということが起きますか？　たとえば昨日お昼から夕方までとか。あるいは小学校の低学年のことが思い出せない，とか」などが適切であろう。

　人格部分の存在について話を聞く際は，より慎重さを要する。多くの DID の患者が治療場面を警戒し，人格部分の存在を安易に知られることを望まないため，初診の段階ではその存在を探る質問には否定的な答えしか示さない可能性もある。他方では初診の際に，主人格が来院を恐れたり警戒したりするために，かわりに別の人格部分がすでに登場している場合もある。診察する側としては，特に DID が最初から強く疑われている場合には，つねに人格部分が背後で耳を澄ませている可能性を考慮し，彼らに敬意を払いつつ初診面接を進めなくてはならない。「ご自分の中に別の存在を感じることがありますか？」「頭の中に別の自分からの声が聞こえてきたりすること

がありますか？」等はいずれも妥当な質問の仕方といえるだろう。

　自傷行為については，解離性障害にしばしば伴う傾向があるために，特に重要な質問項目として掲げておきたい。「カッティングcutting」（リストカットなど意図的に刃物で自分の身体に傷をつける行為をこう呼ぶ）による自傷行為は，それにより解離状態に入ることを目的としたものと，解離症状，特に離人体験から抜け出すことを目的としたものに大別される（岡野，2007）。またいずれの目的にせよ，そこに痛覚の鈍磨ないし消失はほぼ必ず生じている。そしてその意味ではカッティングを行う人は，それだけで知覚脱失という意味での解離，転換症状を示していることが前提となる。つまりそれだけ他の解離体験も有している可能性が高いのだ。ただしカッティングが解離症状や過去のトラウマ体験に直接関係していない場合も当然ながらある。そのことはその他の衝動的ないし強迫的行動についてもいえることである。

　転換性障害を疑わせる身体症状があるかどうかにも注意を払わなくてはならない。転換症状はその他の解離症状に伴って，あるいはそれらとは独立したものとして見られる場合が多い。症状が急に生じては2,3日のうちに消失してしまい，内科的な身体所見がみられない場合などはその可能性がある。ただしもちろんかなり長期間にわたって出現するものもある。

　解離性障害が強く疑われる患者には，それ以外にも一連の体験の有無，たとえば鏡で自分を見ても自分ではない気がすることがあるか否か，自分が所有している覚えのないものを持っていることがあるか否か，などのより詳細な質問を重ねることが私は多い。これらはDES（解離体験尺度，田辺，2009）に出てくる質問でもあるが，それぞれが解離症状のさまざまな側面を捉えたものである。逆にこれらの質問に対して肯定的な答えをする人ほど，DESの点数が高くなることになる（DESは簡便な尺度であり，待ち時間等を利用して患者に施行することは，解離性障害の診断にとって大きな情報を与えてくれる）。

　それ以外にも患者が知覚の異常，特に幻聴や幻視についての体験を持つかどうかも重要な情報となる。その際幻聴が誰の声のものなのかをある程度同定できることはそれが解離性のものであることを知る上で比較的重要な手がかりとなる。それが自分の中の人格部分であり，名前も明らかになる場合に

は，おそらく高い確率で解離性のものといえるであろう。また幻視は統合失調症ではあまり見られないものであるが，解離性の幻覚としてはしばしば報告される。それが IC（空想上の友達）のものである場合，その姿は視覚像として体験される場合もそうでない場合もある。またそれが実在するぬいぐるみや人形などの姿を借りるということもしばしば報告される。

生育歴と社会生活歴

　解離性障害の多くの患者に過去のトラウマやストレスの既往が見られる以上，それを聞き取ることも非常に重要となる。特に DID のように解離症状が多彩で精緻化されている場合，その症状形成に幼少時の体験が深く関連している可能性は極めて高い。

　ただしトラウマの存在は非常にセンシティブな問題を含むため，その聞き取り方には言うまでもなく慎重さを要する。特に DID において幼少時の性的トラウマを初めから想定し，いわば虐待の犯人探しのような姿勢を持つことは決して勧められない。また DID において面接場面に登場している人格部分が過去のトラウマを想起できない場合もあり，家族の面接からも幼少時の明白なトラウマの存在を聞き出せないこともまれではない。さらに幼児期に何が甚大なインパクトを持ったストレスとして体験されるかは子どもにより非常に大きく異なる。繰り返される深刻な夫婦喧嘩や極度に厳しいしつけが事実上のトラウマとして働くこともしばしばある。

　成育歴の聴取の際には，その他のトラウマやストレスに関係した事柄，たとえば家族内の葛藤や別離，厳しいしつけ，転居，学校でのいじめ，疾病や外傷の体験等も重要となる。またその当時から IC が存在した可能性についても聞いておきたい。また患者が幼少時より他人の感情を読み取り，ないしは顔色をうかがう傾向が強かったか，柴山（2010）の言う「過剰同調性」の有無がなかったかには注意を払う。

　私にとって最近特に気になるのは，患者の幼少時ないし思春期の海外での体験である。ホームステイ先でホストファミリーから性的トラウマを受けるケースは非常に多く，またそれを本人が一人で胸にしまっていたという話も頻繁に聞くからである。幼少時に安全な社会的環境で過ごすことは，小児が

トラウマや解離性障害から身を守る上で極めて大切なことである。

ちなみに本書をお読みの方は、ここで扱うトラウマがいわゆる愛着トラウマを含むかなり広範なものである可能性をご理解いただけていると思う。愛着の障害としてのトラウマは、個々の具体的な出来事を超えた、養育のパターンそのものにトラウマとしての意味があるため、その分だけ「犯人探し」的なアプローチは避けなければならない。

精神症状検査および人格部分との接触

初回面接が終了する前にできるだけ施行しておきたいのが、いわゆる精神症状検査 mental status examination である。精神症状検査とは患者の見当識、知覚、言語、感情、思考、身体症状等について一連の質問を重ねた上で、その精神の働きやその異常についてまとめあげる検査である。ただし初回面接でそれをフォーマルな形で行う時間的余裕は通常はなく、5分程度の時間を使って、これまでの面接の中ですでに確かめられた項目を除いて簡便に行うことが通常である。たとえば幻聴体験についてすでに質問を行った場合には、知覚の異常について改めてたずねる必要はなく、また言語機能についてはそれまでの面接での会話ですでに観察されているので省略してよい。その意味ではこの精神症状検査は初回面接が終わる前のチェックリストというニュアンスがある。解離性障害の疑いのある患者に対するこの検査では、特に知覚や見当識の領域、たとえば幻聴、幻視の性質、記憶喪失の有無、等が重要となる。

なお精神症状検査には、実際に人格部分どうしの交代の様子を観察する試みも含まれるだろう。ただしそこには決して強制力が働いてはならない。解離性の人格交代は基本的には必要な時以外はその誘導を控えるべきであるということが原則である。しかしそれは人格部分が出現する用意があるにもかかわらずそれをことさら抑制することを意味はしない。精神科を受診するDIDの患者の多くが現在の生活において人格部分からの侵入を体験している以上は、初回面接でその人格部分との交流を試み、その主張を聞こうとすることは理にかなっていると言えるだろう。

私は通常次のような言葉かけを行い、人格部分との接触を試みることが多

い。

1. 「今日Aさんとここまでお話ししましたが，Aさんについてよく知っている方がいらしたら，もう少し教えていただけますか？　できるだけAさんのこれまでの人生や，現在の生活の状態を知っておく必要があります。もちろん無理なら結構です。」

    その上でAさんに閉眼してもらい，軽いリラクセーションへと誘導する。そして，「しばらく誰かからのコンタクトを待ってみてください」と告げる。2，3分経過して人格部分からのコンタクトが特になければ，それ以上あまり時間を取らずに，「今日は特にどなたからも接触がありませんでしたね。結構です」と伝え，リラクセーションを徐々に解除しセッションを終える。もし人格部分からのコンタクトがあれば，丁寧に自己紹介をし，治療関係の構築に努め，最後にAさんに戻っていただく。

また最近ではこのような誘導をすることなく，次のような語りかけを行うことも多い。

2. 「こうやって私とお話をしていて，あなたの中で語りかけてくる声をお感じになりますか？『あの話もこの人にしたら？』とか，逆に『まだ信用できないからこの人には話さない方がいいんじゃないか？』とか。」

    こうして患者に内部の人格部分への関心を向けてもらった後に，次のように言ってみる。

    「どなたか，Aさんについて私にお話になっていただけそうな人がいらっしゃるようですか？　ちょっと心の中を探してみていただけますか？」
    患者がうなずくなら，次のように言う。「ではその方に代わっていただけますか？」

    そしてしばらく待つ。もし患者が当惑の表情を見せ，「どうしたらいいかわかりません」というなら，1のような誘導を行う。

私は最近この2.を行うことが増えてきている。それは1.のやり方には多少なりとも押しつけがましさが伴うこと，そして1.により人格部分と接触することができる場合には，たいていは2.のような語りかけですでに反応がみられることがわかってきたからである。

ところでこのような人格部分との接触は時には混乱や興奮を引き起こすような事態もあり得るため，他の臨床スタッフや患者自身の付添いの助けが得

られる環境が必要であろう。そのような事態が予想される場合には初回面接ではそれを回避し，より治療関係が深まった時点で行っても遅くはない（さらに同様の病態を十分扱う経験を持たない治療者の場合は，専門家のスーパービジョンも必要となろう）。

　人格部分との接触に関しては，面接者は攻撃性の強い人格部分との遭遇の可能性について常に備えておく必要がある。特に体力の旺盛な男性の患者については，攻撃性の強い人格部分が面接室において姿を現した際に，どの程度面接者自身がコントロールできるかを含めて常にシミュレーションする必要がある。その際はその攻撃性の強い人格部分が過去に身体的な暴力に及んだことはあるのか，破壊的な行動に出る可能性があるかを聞いておくことも重要である。もし懸念すべき理由があるのであれば，そのような人格部分がなるべく面接室で出現しないような手段を試みることも大事である。

　私は攻撃性の特に強い人格部分とは，もし接触するとしてもメールを介してしかできないという事情をしばしば早い段階から伝えておく。また治療のプロセスで実際の遭遇が予想される場合は，付き添いないしは家族の同席をお願いする。

診断および治療指針の説明

　初回面接の最後には，面接者側からの病状の理解や治療方針の説明を行う。詳しい説明を行う時間的な余裕はあまりないかもしれないが，それまでの面接から理解しえた診断的な理解や，そこから導き出せる治療指針について大まかに伝える。それにより患者自らの，解離症状についての理解が深まれば，それだけ治療に協力を得られるであろう。

　診断名に関しては，それを患者に敢えて伝える立場と伝えない立場があろうが，私は解離性障害に関する診断的な理解および診断名を伝えることには大きな意味があると考える。少なくとも患者が体験している症状が，精神医学的に記載され，治療の対象となりうるものであるという理解を伝えることは多くの益をもたらすであろう。それは一つには統合失調症という診断を過去に受けており，しかもその事実を知らされずに投薬を受けているというケースがいまだに非常に多いからだ。

患者がDIDを有する場合，受診した人格部分にそれを伝えた際の反応はさまざまであり，時には非常に大きな衝撃が伴う場合もある。ただし大抵はそれによりさまざまな症状が説明されること，そしてDIDの予後自体が，多くの場合には決して悲観的なものではないことを伝えることで，むしろ患者に安心感を与えることが多い。また予後をうらなう鍵として重大な併存症がないこと，比較的安定した対人関係が保てること，そして重大なトラウマやストレスを今後の生活上避け得ることについて説明を行っておく必要がある。

　治療方針については，併存症への薬物療法以外には基本的には精神療法が有効であること，ただしその際は治療者が解離の病理について十分理解していることが必要であることを伝える。また初回面接には時間的な制限があるために，解離性障害についての解説書を紹介することも有用であろう。

第 8 章　どのように診断するか?
——DSM-5による変更点を取り入れて

　解離性障害の診断に関しては，すでにこれまでの著作で繰り返し論じてきた（岡野，2007, 2011）。そこでこの章では，その最近の動きについて，2013年に発刊された米国の精神科診断基準 DSM-5（American Psychiatric Association（以下 APA），2013）を主たる手掛かりにして考えてみよう。

　言うまでもなく，解離性障害は，1980年に米国で刊行された DSM-III（APA, 1980）において，従来のヒステリーという呼び名から解放されて新たに認知されることとなった。ヒステリーの語源が「子宮」である以上，この意味を含んだ病名を維持することには大きな誤解を伴う恐れがある。したがってそれが全面的に解離性障害へと改められたことは画期的であったといえよう。しかしそれ以降30年以上を経ても，本障害は臨床家によってさえも十分に受け入れられずにいるという印象を受ける。わが国だけでなく，欧米でもその事情は同様であるという（Spiegel, 2010）。それは DSM-5 による解離性障害の新しい定義や診断基準により少しは改善する可能性があるのだろうか？

　まず解離性障害の位置づけや分類を考える上で大きな問題となるのが，トラウマの関連である。従来の DSM には，記述的であり，かつ疫学的な原因を論じないという原則があった。これが例の DSM の「atheoretical 無理論的」という方針であり，解離性障害とトラウマとの関係についても，明確には示されていなかったという事情がある。しかし現在では解離性障害が何らかのトラウマを契機として生じることについては広いコンセンサスが得られつつあるようである。

それゆえ今回のDSM-5の作成段階において，「トラウマとストレス因関連障害 Trauma and Stressor-Related Disorders」という大きなカテゴリーが作られた際，そこに心的外傷後ストレス障害（以下PTSDと記載する），急性ストレス障害（以下ASDと記載する），適応障害とともに解離性障害を含む計画があったという（Spiegel, 2010）。ただし最終的には解離性障害はこの「トラウマとストレス因関連障害」の中には組み込まれなかった。

　ところでこのDSM-5の「トラウマとストレス因関連障害」という大きなカテゴリーについては，それが設けられたこと自体が，従来の「無理論的」で病因を特に問わないというDSMの方針からの大幅な転換を意味しているといえるであろう。そして解離性障害がなぜ最終的にこのカテゴリーから除外されたかについては，解離性障害の診断基準のどこにも，トラウマの既往やそれと発症との因果関係がうたわれていないという点が大きく関係していたと考えられる。

　ただしこの問題については，以下の2点がいわばその妥協策としてとられた形になっている。ひとつには，DSM-5のテキストの中で，解離性障害を「トラウマとストレス因関連障害」のすぐ後に掲載し，両者の概念的な近さを表現した形となっていること，さらにはPTSDに，いわば「解離サブタイプ」とも呼べるような項目が新設されたことである（後述）。

　私にとってもこの一連の動きは納得できるものである。PTSDやASD，適応障害などはすでに診断名の中に，トラウマやストレスの存在を前提としている。その意味では「病因を込みにした」診断名ないしは障害概念と言える。しかし解離性障害はいわば状態像，臨床像を表現した診断名である。いくらその病因にトラウマが関係していることが多いとしても，そのままPTSDその他と同じカテゴリーに属させることには無理があるであろう。それに解離性障害には，PTSDなどについて考えるようなトラウマやストレスが必要条件として存在するべきなのかについては識者の見解は統一されているとは言えない。私の臨床場面でも，過去の明確なトラウマ因を見いだせないケースは実際に体験されるのである。

DSM-5における変更点

　ここでDSM-5において解離性障害の診断基準にどのような変更が加えられたかについてその大枠を示すならば，以下のような項目にまとめることができる。

- 「現実感喪失体験」が離人体験と一体となったこと。すなわちこれまでの「離人性障害 depersonalization disorder」の代わりに，「離人感・現実感消失障害 depersonalization/derealization disorder」として提示されたこと。
- 「解離性遁走 dissociative fugue」が，これまでのような独立した診断ではなく，「解離性健忘 dissociative amnesia」の下位分類として位置づけられたこと。
- 「解離性同一性障害 dissociative identity disorder」の診断基準が若干変更されたこと。特に人格部分の交代のみならず，人格部分の憑依 possession もその定義として含まれるようになったこと。

　以上はいずれも解離性障害の本質部分にかかわる変更とは言えず，全体としてはその診断基準は従来と大差ないと言えるであろう。ただしここに解離性障害のセクション以外での変化についても言及すべきかと思われる。それが，

- PTSDの特定項目として解離症状が記載されたこと。

である。すなわちPTSDに解離症状が顕著な場合，そのように特定すべきであるとされたのだ。

　なおDSM-5の日本語版（日本精神神経学会，2014）が作成された段階で，私たちはこれまでの「障害」に代わって，あるいはそれと並置される形で「症」という表現を目にすることとなった。解離性障害についても，「解離症」という呼称が並んで示されている。これは解離性障害に限ったことではなく，すべての「disorder」に原則的に「症」という訳をあてはめているわけだが，日常的にこのタームを用いる臨床家諸氏は，この「解離症」という耳慣れない呼び方に少なからずとまどいを覚えているであろう。以下に上記の変更点について簡単に概説する。

1）離人感・現実感消失障害について

　従来，離人体験 depersonalization と，疎隔体験（非現実体験）derealization の2つはいつも並立して論じられていた。このうち離人体験は，離人症，離人神経症などの呼び名で独立した障害として扱われる傾向にあった。そして漠然と，前者は自分という感覚が自然に持てなくなること，自分との間に通常なら感じないような距離ができたと感じられることであり，後者は外界の感覚について同様の問題が生じていること，という区別をしていた。そして改めて両者の関連について問うことはあまりなかった。しかし DSM-5 により両者が「離人感・現実感消失障害」として「統合」されてみると，この2つの体験は本来あまり区別することに意味がなく，そもそも一方が生じて片方が生じていないという状態を考えにくいという思いに至る。

　この離人感・現実感消失障害という，2つを合併させた障害単位を設けることで，それ以外の解離性障害との差別化が図られることになるが，それは以下の2点においてであるという（Spiegel, et al., 2013）。1つは，同障害では記憶やアイデンティティの解離ではなく，「感覚の解離」が主として生じていること。もう1つは同障害が，その直前のトラウマの体験の反応として生じたものと考えられるということである。

　ちなみにこれに関連して，トラウマ体験に対する解離反応には基本的には次の3つのタイプが考えられるという。それらは

①そのトラウマから身を引き離す反応（離人感・現実感消失体験のことを指す）
②トラウマを忘れてしまう反応（解離性健忘を指す）
③現在の自分のアイデンティティから記憶を分けてしまうという反応（DID, 解離性のフラッシュバックを指す）

である。

　そして同障害はこのうちの①に相当するという理解である。この離人感・現実感消失に関しては，その生物学的特徴が得られていることも，この障害の独自性を支持していることになる。それは a. 後頭葉皮質感覚連合野の反応性の変化，b. 前頭前野の活動亢進，c. 大脳辺縁系の抑制，である（Simeon, et al., 2003）（ちなみにこれらの所見は，後に述べる，解離症状を伴う PTSD と基本的には重複する内容である）。

また離人感・現実感喪失についてはHPA軸（視床下部 - 下垂体 - 副腎皮質軸）の異常も見られるという。すなわちHPA軸の過敏反応（高いコルチゾールのレベルと，ネガティブ・フィードバックによるその抑制が低下していること）のパターンを示すということだ（Simeon, et al., 2001）（参考までにうつ病やPTSDは逆に鈍化したHPA軸の反応パターンを示すとされる）。このような研究結果から分かる通り，離人感・現実感消失障害がDSM-5でクローズアップされた背景には，この大脳生理学的な所見がみられることが大きく働いているようである。

　ところでDSM-5をざっと眺めて気がつくことは，従来細かく分類される傾向にあった精神障害の壁を思い切って取り払い，大きな枠組みにする方向性が見られるということだ。統合失調症で伝統的に分類されていた緊張病型，妄想型，破瓜型といったタイプ分けがなくなっていたり，自閉症スペクトラム障害の中のアスペルガー障害，レット症候群，小児期崩壊性障害といった細かい分類が消失していたりといった例が見られる。おそらく疫学的な研究とともに，それらのカテゴリーを維持するだけの根拠が見出せなくなり，むしろそれらに特徴的とされた病像も，個人間のバリエーションとしてとらえるべきであるという意見が多数を占めるようになったのではないかと推察される。離人性障害と現実感消失障害を合わせるという方針もそのような「細かい分類を排する」というDSM-5の特色を反映しているものと思われる。その意味で離人感/現実感消失障害という新たなカテゴリーは歓迎すべきと考える。唯一の問題はその名前がかなり長いということだろうか。

2）解離性遁走の「格下げ」

　解離性遁走も大きくその扱われ方が変わった。その定義は，DSM-IVの「突然の予期しない，自宅ないし職場からの旅立ち sudden, unexpected travel away」からDSM-5では「一見目的を持った旅立ちやあてのない放浪 apparently purposeful travel or bewildered wondering」（岡野訳）という，よりイメージしやすい表現に変わっている。そしてこの障害は，それまでは解離性障害の中に，一つの独立した障害として掲げられていたが，DSM-5からは解離性健忘の特定項目，いわばサブタイプとして分類されることになった（ちなみにDSM-5の日本語訳（日本精神神経学会，2014）では，遁走

は「とん走」と表記されている）。

　この突然の「格下げ」の根拠は以下のとおりであるという。それは遁走の主症状が目的もなく旅をすることよりはむしろ，健忘そのものであるということ，そして新しいアイデンティティを獲得することや混乱したままでの遁走などは常に存在するとは限らないからだ（Spiegel, et al., 2013）。さらにDSM-5 のテキスト本文によればこの解離性遁走そのものが，DID 以外にはまれであることなどが挙げられている。

　ちなみに私はこの「格下げ」については多少なりとも違和感を持っている。その根拠を以下に示したい。

　私が経験する限りでは，社会生活にとって障害をきたすような解離性遁走は，大きく分けて 2 つのタイプに分かれる。1 つは DID の症状の 1 つとして遁走を示すタイプ（以下，DID タイプ，としよう）であり，もう 1 つはそれ以外の主として解離性健忘を伴うタイプ（以下，健忘タイプ，としよう）である。

　DID タイプの遁走は，幼少時のトラウマとの関係が把握しやすい。このタイプについては私のこれまでの著書でも中心的に論じてきた。しかし健忘タイプの場合には，かなり事情が異なる。このタイプの場合には，解離エピソードの発生と仕事上のストレスは比較的明確なことが多いが，それが幼少時から連続して存在していたというケースは少ないようである。また解離エピソードは限定的で，繰り返されないことも多い。さらに，その期間の解離状態は人格部分としての形を成していないことも多く，それだけ催眠等により呼び出すことも難しい。

　私は以前は DID と解離性遁走は一つの病理の別々の表現ではないかと考えることがあった。つまり遁走をしている間の人格部分が存在し，それは基本的に呼び出したりコミュニケーションをとったりすることが可能であろうと思っていた。また遁走は一度生じた場合には，それがその後も再現され，繰り返されるものと予想していたのである。しかし症例の経験を重ねていくうちにそのようなケースもあるが，基本的には両者は別々の問題，別々の解離性障害であろうという結論を持つに至った。

　健忘タイプは，私の臨床経験からは男性に圧倒的に多く，日常生活での人格部分の交代はあまり見られないことが多い。人格部分の交代は突然家を出

てしまうという形で表現されるため確認できないことが多いのであろう。偶然に遭遇することができた人格部分は，あまり精緻化されていないことが多い。ここで「精緻化 elaboration」とは，その人格部分の詳細が明確で，たとえば年齢，性別，保持している記憶も明らかでかつ永続性がある状態である。

　解離性遁走には不明なことが多いが，おそらく人間の心にはある種のプリミティブな意識状態のモード，コンピューターで言えば，「DOS モード」のような状態が存在し，そこへの回帰が時々原因不明ながらも起きるのではないか？　遁走状態にみられる自我の在り方は，いわゆる文化結合症候群に見られるそれにかなり近い。アイヌのイム，東南アジアに見られるラター，アモックなどにかなり類似している。突然あるプリミティブな人格部分状態になり，急速に回復して健忘を残すのである。

　ここで DID による人格交代と，遁走における人格部分状態の変化との違いは何だろうか？　おそらく人格部分状態の交代には，2 つの要素がからんでいる。1 つは主人格のストレスの大きさないしはストレス耐性の弱さであり，それが別の人格部分にスイッチするきっかけとなりうる。そしてもう 1 つは人格部分の持つ準備性，あるいは「出たい」という衝動であろう。おそらく人格部分Aがストレスに耐えられず，また人格部分Bが「出番待ち」をしているというタイミングが重なれば，AからBへの移行がスムーズに生じる。しかしAがストレスに耐えられない時に，Bに相当する人格部分が未形成な，あるいはプリミティブな状態の場合はどうか？　おそらくそれが遁走状態を生むのであろう。遁走がしばしば全生活史健忘を伴うのは，人格部分Bに相当する状態が，それ自身の生活史を持たず，いわば「目鼻が描き入れられていない状態」でAの人生を引き継いだからと仮定することができる。

　このことから導き出されるのは，TRP（第 3 章を参照）の考え方は，DID や DID タイプの遁走に対してはある程度の応用が可能だが，健忘タイプの遁走への応用可能性については未知数と言わざるを得ないという結論である。

3）DIDの診断基準の変更

　DID の診断基準にもいくつかの変更が加えられた。DSM-5 の DID の診断基準のAは次のような文で始まる（ちなみに特に断らない限り訳は岡野自

身のものである）。「2つ以上の明確に異なる人格状態の存在により特徴づけられるアイデンティティの破綻であり，それは文化によっては憑依の体験として表現される（ちなみに DSM-IV-TR（APA, 2000）で同所に相当する部分には，この「憑依」という表現は見られなかった）。またAの最後には「それらの兆候や症状は他者により観察されたり，その人本人により報告されたりすること」とある。つまり人格部分の交代は，直接第三者に目撃されなくても，当人の報告でいいということになる（DSM-IV-TR では人格部分の交代が誰により報告されるべきかについての記載は特になかった）。さらに診断基準のBとしては，「想起不能となることは，日常の出来事，重要な個人情報，そして，または外傷的な出来事であり，通常の物忘れでは説明できないこと」となっている（DSM-IV-TR では想起不能の対象となるものとしては「重要な個人情報」のみが挙げられていた）。

　以上をまとめると，DSM-5 における DID の診断基準の変更点は，人格部分の交代とともに，憑依体験もその基準に含むこと，人格部分の交代は，直接第三者に目撃されなくても，当人の申告でいいということを明確にしたこと，健忘のクライテリアを，日常的なことも外傷的なことも含むこと，の3点となる。

　憑依体験が DID の基準に加わったことについては説明が必要であろう。シュピーゲル（Spiegel et al, 2013）はこれについて「病的憑依においては，異なるアイデンティティは，内的な人格部分状態によるものではなく，外的な，つまり霊，威力，神的存在 deity，他者などによるものとされる」と説明している。そして「病的憑依は，DID と同様に，相容れないアイデンティティが現れ，それは健忘障壁により主たる人格部分から分離されている」とも述べている。ここで「病的憑依」と断ってあることには，健忘障壁のない憑依は必ずしも病的ではないという含意がある可能性がある。

　ちなみに従来の DSM-IV-TR でも憑依についての記載がなかったわけではないが，それは DDNOS（他に分類されない解離性障害，以下 DDNOS と記載する）の下位の「解離性トランス障害（憑依トランス）Dissociative Trance Disorder（possession trance）」というカテゴリーの例として挙げられていた（APA, 2000）。それによると憑依トランスは「おそらくアジアでは最もよくある解離性障害である」とされている。そしてそれらの例として

アモック Amok（インドネシア），ラター latah（マレーシア），ピブロクト piblokto（北極圏）などが挙げられた。これらがいわゆる文化結合症候群としても従来記載されてきたことは言うまでもない。

　じつは臨床上も「霊にとりつかれる」という形の体験はしばしば患者から聞かれる。それが解離と区別されるべきか否かを問われると，私は時々答えに窮することがあった。しかし今回 DSM-5 であっさりと，DID は「人格部分や憑依体験によるもの」と認められたことで，この件に対する回答の仕方は，「それも解離と考えられますよ」と，一応明快になったわけである。ただしこの変更にはある種の政治的な意味合いも含まれているようである。というのも世界には解離現象が，他人格部分への交代としてよりはむしろ，外的な存在や威力が憑依された体験として理解され説明される地域が少なくないからである。シュピーゲルら（Spiegel, et al., 2013）によれば，病的憑依の報告は世界の多くの国で報告されているという。それらは中国，インド，トルコ，イラン，シンガポール，プエルトリコ，ウガンダなどにわたる。このようにあげると何か発展途上国が多いという印象だが，米国やカナダでも，一部の DID の患者はその症状を憑依として訴えるという。そこで DID は憑依現象を含みうるものとして定義することで，より多くの文化に表れる DID をカバーすることになるのだ。

　この憑依としての DID に関して，いくつかの少し具体的なデータも示されている。トルコの資料では，35 人の DID の患者は，45.7％がジン（jinn，一種の悪魔）の憑依，28.6％が死者の，22.9％が生きている誰かの，22.9％が何らかのパワーの憑依を訴えたという（Şar, 1996）。

　ちなみに DID の基準に憑依を含み込み，人格部分の交代を必ずしも第三者が見ていなくてもよい，などの変更を加えるに至ったのは，もう一つの次のような事情があるという（Spiegel, et al., 2013）。それは解離性障害の診断の特徴は，非常に DDNOS が多いということである。全体の 40％が DDNOS に分類されているという報告もあり，これは DSM の扱う数多くの精神疾患の中でも特に高く，それが DSM-5 の編集者にとっては受け入れがたいという事情があった。確かに分類をしようとしても，「その他」が 4 割も出てしまっては，分類の意味があまりなくなってしまう。

　解離の世界では一部の間に，DID の診断を下すためには，人格部分の交

代が目の前で起きるのを治療者が見届けることが必要であるとの了解事項がある。しかし多くの DID の患者は最初は警戒して治療者の前に人格部分を現すことが少ない。そのために本来は DID として分類されるべき患者が NOS 扱いをされているという可能性があったのだ。そこでこの了解事項を撤廃するような診断が新たに DSM-5 では考案されたわけである。

　ただしこれについては解離に対して懐疑的な臨床家からは，「人格部分の交代があるという報告だけで簡単に DID と診断していいのか？」という疑問が呈されることが容易に予想される。

　これらの議論から，世界レベルでの DID の分類に関して，ひとつの示唆が与えられることになる。それは DID を「憑依タイプ」と「非・憑依タイプ」とに分けるという方針である。ただし両者は決して互いに排他的ではない。私たちが「通常」の DID と理解しているのは「非・憑依タイプ」に属するであろうが，それらのケースでも憑依体験を持つことは少なくない。これに関連してコリン・ロス (Ross, 2011) はある欧米のデータで，60％近くの DID の患者が，「憑依された」という感覚を訴えたという。

　さてこの両タイプがいずれも DID である以上，このタイプが分かれる一番重要なファクターは社会文化的な背景ということになる。憑依タイプの DID が特に見られるのは南アジアのいくつかの文化圏，ないしはアメリカではある種の原理主義的な宗教の信者たちなどであるという。特に正常な状態での憑依体験を重視している宗派の場合は，憑依タイプの DID の割合も当然高くなることが予想される。それに比べて非・憑依タイプの場合は，異なるアイデンティティとしてしばしば選択されるのは，自分の人生のあるひとつの段階（子ども時代）ないしは過去に出会った人々の持つ役割（加害者，保護者など）である。

　ただしこの点に関してシュピーゲルは重要なことを述べている。それは憑依タイプを提唱するからといって，憑依現象は「現実」の出来事ではないということだ (Spiegel, 2010)。それは非・憑依タイプにおいて彼らの中に異なる人が存在するというわけではないのと同様であるという。あくまでも個人の体験としてそうなのである。

　ここで私自身のコメントを加えておきたい。憑依という現象が社会に広く見られている場合には，当然のごとく憑依性の DID が生じやすいであろ

う。しかしそのような文化的な影響を必ずしも受けていなくても憑依が起きる場合がある。私の担当するある患者（30歳代，女性）は，悩みを抱えて相談を持ちかけた人に「何かの霊が憑いているのではないか」と言われてから，初めてそれを実感するようになったという。別の患者（20歳代，男性）はDIDの発症が，「あたかも背中から誰かに強引に侵入された」という感覚を伴っていたという。これらの例まで患者のおかれた文化的な影響から説明することはできないだろう。

　ところでDIDの「憑依タイプ」が提唱されることで，これまで憑依として扱われていた患者はDDNOSからDIDに「格上げ」され，より適切な治療が受けられるであろうか？　おそらくその可能性は高いであろう。そして従来は憑依を訴える患者に対する治療には二の足を踏んでいた治療者たちも，より治療に積極的になるであろう。これはわかる。また逆に，憑依状態を示すDIDの患者を「浄霊師さんにお願いしようか？」と一瞬考えてしまうことがある。

　これもシュピーゲルら（Spiegel, et al., 2013）によれば，民間の「ヒーラー」が行うセッションも，多くの点でDIDの治療に似ていて，実際に多くの患者の助けとなっているという。そこでは異なる人格部分に発言の場を与え，その窮状を話してもらうことで少しずつその人格部分のあり方が改善していくことを期待するという方針が取られるのである。しかしその一方で，一部のヒーラーたちは，いわゆるエクソシズム（悪魔払い）的な扱いにより憑依のケースを扱うことで，症状の悪化を招きかねないという。悪魔払いを受けた人の三分の二がより状態が悪化し，自殺企図や症状の悪化による入院が見られるというデータが挙げられている。そしてそのような状態になった人たちに正しい治療を行うことにより，症状が改善すると述べている。

4）他の特定される解離症/他の特定される解離性障害 Other specified dissociative disorder が新たに創設されたこと

　他の特定される解離性障害には，1. 混合性解離症の慢性および反復性症候群，2. 長期および集中的な威圧的説得による同一性の混乱，3. ストレスの強い出来事に対する急性解離反応，4. 解離性トランスの4つが属する。

　そのうち4の解離性トランスについては次のように記載されている。「こ

の状態は直接接している環境に対する認識の急性の狭窄化または完全な欠損によって特徴づけられ，環境刺激への著明な無反応性または無感覚として現れる。無反応性には，軽微な常同的行動（例：指運動）を伴うことがあるが，一過性の麻痺または意識消失と同様に，これにその人は気づかず，および/または制御することもできない。解離性トランスは広く受け入れられている集団的文化習慣または宗教的慣習の正常な一部分ではない。」（APA, 2013, 日本精神神経学会，2014）

5）いわゆるDDNOS（他に特定されない解離性障害）が特定不能の解離症/解離性障害 unspecified dissociative disorder に変更されたこと

この特定不能の解離症/解離性障害（以下，UDD と略記する）は文字通り，以上のどれにも分類することができない解離性障害ということになる。これについては何ら具体的な例は示されていない。

ちなみにこれまでの DSM（1980 年の DSM-III から 2000 年の DSM-IV-TR まで）に存在していた DDNOS（他に特定されない解離性障害）が，DSM-5 では消えていることに当惑をしている臨床家も少なくないであろう。解離性障害であることがおおよそ判断できるが，その具体的な確定診断には至らない際に，比較的頻繁に臨床家の間で用いられていたのがこの NOS 診断だったからだ。その NOS が消えて，そのかわり他の特定される解離性障害と UDD が登場したわけである。

この変更は，従来 DDNOS があまりに頻繁に使用されてきたことへの反省から生まれたことは容易に想像できる。多くの解離性障害がいわば「ゴミ箱」的な存在（言葉は悪いが）である NOS に含まれてしまうことは分類上問題であることも確かである。この「ゴミ箱満杯問題」は，DSM-5 で解決するのであろうか。

ここで DSM-IV における DDNOS に列挙されていたものを思い出そう。そこには「例」として，1. DID の不全型（明確に区別されるパーソナリティ状態が存在しない，重要な個人的情報に関する健忘が生じていない），2. 離人症を伴わない現実感喪失，3. 長期間にわたる強力で威圧的な説得，4. 解離性トランス障害などが挙げられていた。このうち 1. DID の不全型については，上記のようにその診断基準が緩められたことで，以前はここ

に入り込んでいたケースの多くが DID として診断を下される可能性があろう。また 2. についても，そこに該当していたケースが今回新たに創設された「離人感・現実感消失障害」に組み込まれる可能性がある。また形式上は DDNOS に相当する UDD については，そこに特に「例」を示さないことで，分類不能なケースをあまり引き寄せないような配慮がなされているのだろう。これが DSM-5 作成チームの望むような結果を生むかは，今後各臨床家が DSM-5 をどのように活用するかにかかってくる。

6) PTSDの特定項目として解離症状が記載されたこと

　従来の DSM においても，解離性の症状が扱われる精神障害は，解離性障害以外にもあった。それらは ASD，BPD（境界性パーソナリティ障害）（診断基準の第 9 項目），身体表現性障害などである。しかし PTSD についても，そこに見られる諸症状，たとえばフラッシュバックや鈍麻反応なども，本来解離性のものとしてとらえるべきではないかという議論は多くあった。最近では PTSD の下位分類として「解離サブタイプ」という診断が提案されていた（Lanius, et al., 2012）。結果的に DSM-5 においては，若干トーンダウンした形で，「特定項目」としての解離症状という形で記載されることとなった。

　PTSD には 2 種類ある，という理解は最近の PTSD 研究において，特に生物学的な所見によりその正当性が認識されるにいたったという印象がある。このように実証研究に基づいて PTSD のタイプ分けがなされるのには大きな意味があるといえよう。

　ある研究においては，トラウマを体験した人々にその記憶を語ってもらい，それを録音したものを聞かせている間の脳を MRI でスキャンしたという。すると約 70% の患者は心拍数の増加を見せたのに対して，残りの 30% の患者は離人体験や現実感喪失体験を示し，特に心拍数の増加を見せなかった（Lanius, 2006）。つまり同じ PTSD の診断が下った患者でも，かなり両極端な生物学的な所見を示す 2 つのグループに分かれるという発見があったのである。

　そこでまずこの PTSD における解離症状の特定項目の定義であるが，DSM-5（APA, 2013）ではまず PTSD の診断基準を満たし，なおかつ以下の

1，2，あるいは両方の症状を継続あるいは頻発する形で経験するものとしている．
 1. 離人感：自分の精神機能や身体から遊離し，あたかも外部の傍観者であるかのように感じる持続的または反復的な体験（例：夢の中にいるような感じ，自己または身体の非現実感や，時間が進むのが違い感覚）
 2. 現実感消失：周囲の非現実感の持続的または反復的な体験（例：まわりの世界が非現実的で，夢のようで，ぼんやりし，またはゆがんでいるように体験される）（日本精神神経学会）

簡単に言えば，PTSD の症状を示し，かつ解離性障害のうちすでに 1）で見た「離人感・現実感消失障害」を満たす状態の場合に，「解離性症状を伴う PTSD」ということになる．

以下に「解離性症状を伴う PTSD」を「PTSD の解離タイプ」と呼び換えて，論じたい．このタイプを考える根拠は 4 つほどあげられるという（Lanius, 2012）．第 1 には，ある研究で PTSD の患者を調査し，分類分析 taxometric analysis を行ったところ，戦争からの帰還兵と一般市民について，離人感と現実感喪失体験を特に症状として持つ人々のサブグループが抽出されたという事実．第 2 には PTSD の認知行動療法において，解離タイプはそれ以外の患者と異なる反応を示すという所見．第 3 には PTSD の解離タイプの患者には，それ以外とは異なる情動コントロールのパターンが見られるという事実．そして第 4 には，このサブタイプを考案することで，疫学的，神経生物学的な研究，精神病理学，診断学についてのさまざまな研究を加速させる効果があるということである．

このうち第 3 の生物学的な所見については，そこから第一次解離と第二次解離という分類が生まれた（van der Kolk, 1996）．

第一次解離とは，再外傷体験やフラッシュバックなどが生じ，感覚的な記憶内容の意識野への侵入が生じている状態である．その際に内側前頭皮質と前帯状回の活動の低下が生じる．これらの部位は感情の調節をつかさどることが知られている．そして同時に起きるのが辺縁系と扁桃核の活動昂進である．この前頭前野と扁桃核の活動はシーソーのような関係があると見ていいであろう．前頭前野は扁桃核を抑える働きがあり，前頭前野の活動が低下する場合には，扁桃核の抑制が効かず，いわば野放し状態になるのである．そ

して第二次解離はちょうど第一次解離と逆の事態が生じている。すなわち内側前頭皮質と前帯状回の活動の昂進と，扁桃核の活動低下が生じるのだ。ちなみにこの脳科学的な所見とも関連した解離の理論は「皮質辺縁系抑制モデル corticolimbic inhibition model」と呼ばれる。この第一次，第二次解離という分類に従えば，この第二次解離というのが PTSD の解離タイプに相当するといえるだろう。

PTSD の解離タイプは，通常の PTSD とは異なり，感情がシャットダウンしている状態と言える。ある研究によれば，トラウマを体験した患者に対して CADSS (Clinician-Administered Dissociative States Scale) (Bremner, 1998) という解離症状のスケールを用いて，高いスコアを示す人に侵襲的な刺激を与えると，腹側前頭皮質が高い活動を示したという。つまり恐ろしい話や刺激を与えられた場合，解離を用いる人々は，感情をつかさどる部分（扁桃体など）が自動的にシャットダウンを起こし，それが臨床上は解離症状となるということだ。

ちなみにこの PTSD の解離タイプは，いわゆる複雑性 PTSD（Complex PTSD，以下 C-PTSD と記載する）の概念ともつながっている可能性があると私は考える。C-PTSD はハーマン（Herman, 1992）の提出した概念であり，幼少時ないしは長期にわたる外傷体験をもとに発症し，多彩な解離症状や悲観的な人生観や人間観を背景とする対人関係上の特徴を主症状とするが，DSM-5 にも収められてはいない。しかし事実上この PTSD の解離タイプ（正確には「解離性症状を伴う PTSD」）がそれを肩代わりしているということではないだろうか？　解離症状が特徴的であり，幼少時の慢性の外傷を基盤とするところが，両者では共通しているからである。

7）転換性障害の扱いについて

最後に，転換性障害の DSM-5 における扱われ方について述べたい（ちなみに DSM-5 の日本語訳では，この転換性障害 conversion disorder は「変換症/転換性障害」という呼称を与えられている）。転換性障害が ICD-10 (World Health Organization, 1992) では解離性障害と一括して分類される一方で，DSM においては解離とは別個に記載されているという問題は，従来種々の議論を呼んでいた。今回の DSM-5 の作成の際にも，この点は問題

になったという。結論から言えば，DSM-5 でも転換性障害は解離性障害に組み込まれることはなかった。

これに関する Şar らのトルコでの研究によれば，38人の転換性障害の患者を SCID-D，SDQ-20 等のテストにより調べたところ，48％が解離性障害の診断を満たしたという。ただし不安障害や身体表現性障害にはより高い相関を示し，少なくとも転換性障害と解離性障害がオーバーラップした障害であるとはいえなかった（Guz, et al., 2004）。また同じくトルコにおける別の研究では，転換性障害のうち解離性障害の基準を満たしたのは30.5％であったという。

これらの研究が示していることは，解離性障害と転換性障害は同一の疾患の別の表現形態というよりは，同類の，しかし性質の異なる病理である可能性が高いということだ。これらの両方を含めて解離と呼ぶか，あるいは一方を解離，もう一方を転換性障害と呼び続けるべきかについてはさまざまな議論があろう。しかし最近の「構造的解離理論」（van der Hart, et al., 2006）に基づいた分類，すなわち解離を精神表現性解離と，身体表現性解離とに分けて理解するという方針が適切と考える識者も多い。ストレスが解離を生んだ場合，それを精神面の症状として表現されたもの（狭義の解離）と身体面の症状として表現されたもの（転換症状）に分けるという考え方はより自然で，臨床家にとっても受け入れやすいものと思われる。

以上本章では DSM-5 に見られる解離性障害の診断基準についての解説を加えた。解離性障害についての理解や臨床研究の最近の進歩が，このような診断基準の変更の背景にあるということを示せたと思う。

第9章　どのように鑑別するか?

最初に

　解離性障害に誤診はつきものと言っていい。本章では現代的な見地から解離性障害の診断で問題になる他の疾患との鑑別の問題について論じたい。

　最初に解離性障害の診断についてひとこと述べたいことがある。それは解離性障害の診断は「緩め」につけた方が無難であるということだ。解離性障害には DID を筆頭にいくつかの種類があるが，十分な根拠に乏しい場合には「解離性障害」の診断にとどめておくべきであろう。たとえば内部にいくつかの人格部分の存在がうかがわれる際にも，それらの明確なプロフィール（性別，年齢，記憶，性格傾向）が確認できない段階では，特定不能の解離性障害 unspecified dissociative disorder（以下，UDD）としておくことがよいかもしれない。ただし DSM-5 の UDD という診断は，従来の「他に分類できない解離性障害」，いわゆる従来の DDNOS とは少しニュアンスが違っていることについては，前章で解説したとおりである。つまりこれまでのように気安くは「分類不能」とつけられないという事情があるのである。

　この診断を「緩め」につけることに関しては，実は他の臨床家がその臨床診断をどう考えるか，微妙な問題も絡んでいる。「序章」でも述べたとおり，解離性障害の中でも特に DID は，誤解の多い診断である。その診断をつける十分な根拠が今一つ乏しい場合に，それでも DID の診断をつけることで，「あの臨床家は多重人格に興味を持ち，簡単にその診断をつけたがる」という目で見られる危険を高めるであろう。その意味で，解離性遁走のエピソー

ドがあり，それが主たる訴えとなっている場合，その背後に DID が存在する可能性を考慮しつつも，初診段階では解離性遁走の診断に留めるべきであろう。

　無論，診断は純粋に臨床所見に基づくべきで，それ以外の余計な懸念は不要と考える臨床家は別である。また臨床家はその診断における注意深さとは別に，解離症状のあらゆる兆候に注意を払うことを忘れてはならない。たとえば初診でボーっとした要領を得ない話し方をする患者に，来談を希望した人とは別の人格部分が出現している可能性を考慮することは重要であり，その際に予備的な診断としての DID を思い浮かべておくことは経験ある治療者にはむしろ期待されるべきであろう。解離の診断は徐々に治療関係が深まり，聴取される生活歴や患者が表現できる人格部分状態が広がるにつれてより正確なものとなっていく傾向にあることを忘れてはならない。

　解離性障害の併存症や鑑別診断として問題になるのは以下の精神科疾患である。統合失調症，BPD（境界性パーソナリティ障害），躁うつ病，うつ病，てんかん，虚偽性障害，詐病（これは疾患とは言えないが），など。解離性障害は初診面接で診断がつかない場合も少なくない。面接者は常にこれらの疾患を念頭に置いた上で後の治療に臨むべきである。

　ここでは松本（2009）にならい，解離性障害の鑑別に重要なものとして，まず統合失調症と BPD について考えたい。さらには特に注意が必要とされる側頭葉てんかんその他についても触れる。

精神病との鑑別

　解離性障害に精神病症状が伴うか，というのは一言では答えられない問題である。一人でいる時に聞こえてくる声を例にとろう。周囲に誰もいないが，頭にかなりはっきりと「声を聞いた」という実感が残る。これは「幻聴」だろうか？　もしそうなら，それは精神病症状といえるのだろうか？　そして DID の患者がしばしば体験するその種の体験は，その人が精神病的 psychotic であるということを示しているのだろうか？　これらの問題は常に多くの臨床家にとって（もちろん一般の人々にとってはなおさら）曖昧なままのはずである。そもそも「精神病的」という言葉自体，何を意味してい

るのか不確かに感じる人も多いのではないだろうか？　おそらくこれらの問題への回答は，識者により大きく異なる。「DIDの体験も統合失調症の体験も共に現象としては同じ『幻聴』ではないか」という主張も十分ありうるのだ。

　ここでひとつ留意すべきことがある。それはいわゆる精神病と解離性障害とは本質的に異質で，別々のものであるということだ。そして「精神病」，「精神病的」，「幻覚」などの用語は，**この両者の混同を招くような形では用いるべきではない**のである。

　1911年にブロイラーBluelerがschizophrenia（一昔前の「精神分裂病」，現在の「統合失調症」）の概念を生み出して以来，それと解離性障害との異同がさまざまに論じられてきているが，そのこと自体が両者を区別して論じるべき必要があることを示している。端的に言えば，精神病の代表ともいえる統合失調症は，一般的に時と共に人格の崩壊に向かい，予後も決してよくない。他方，解離性障害は社会適応の余地を十分に残し，また年を重ねるにつれて症状が軽減する傾向にある。両者は全く別物であるというのは，この予後の観点から特に言えることなのだ。だから一人でいるときに頭の中に響く声は，それをたとえ「幻聴」と言い表しても，あくまでも「精神病性の」かまたは「解離性の」と形容することで，より正確に記載したといえるのである。しかしその一方で，幻聴にしても関係念慮にしても，それが精神病性のものか，解離性のものかは区別がつけがたいことが少なくないのも事実なのだ。

　ところで幻聴や関係念慮に関して，「精神病様の症状 psychotic-like symptoms」という表現が時折使われる。それは「それ自体では精神病性のそれか解離性のそれかを即座に判断できない（あるいはまだその鑑別を行っていない）」という意味で用いられる。その上で私が薦めるのは，この「精神病様」の症状に出会った際に，それが精神病性のものか，解離性のものかについて予断を持たずに慎重に検討するということだ。いくらこれまでに解離性障害にかかわる経験が不足していたとしても，またいかに解離性障害を見出し，診断を下すことに情熱を注いでいたとしても，両者の鑑別に慎重にならなくてはならない点では同じだ。そしてその慎重な鑑別を行ってもなお区別がつかないものに対して，診断を保留することもまた臨床家としては非常に大切

なことである。

　以上を前提とした上で言えば，精神病の症状としての幻聴や幻視，関係念慮には確かに一定の手掛かりがある。精神病性の場合には，周囲の世界が一つになり，自分をつけ狙い，またメッセージを送ってくるという被害的な世界観を背景としている。幻聴の主は常に匿名的で姿を現さず，その存在は恐怖や不安を与え，当人の存在を根源から脅かす。逆に言えばそのような世界体験を継続的な形で背景としない場合には精神病性の症状である可能性はそれだけ低くなる。さらには記憶の欠損ないし健忘が伴えば，症状は解離性のそれである可能性も高くなる。

　　　DIDを有するある女性（40歳代既婚）が，その日の面接を終え，治療者と一緒に廊下を歩いている最中に，別の診察室から聞こえてきた医師と患者の会話の声を聞いて訴えた。「今あの部屋で，私のことを噂しているように聞こえました。」治療者が「私も声は聞こえましたが，特にあなたのことは話していないと思いますよ」と言うと，彼女は少し安心した表情を見せた。彼女は医療関係に従事し，社会適応も保たれている。また他の場面で関係念慮を訴えることはほとんど聞かない。

　このような例も考えると，従来の「幻聴や被害念慮イコール精神病や統合失調症」という常識は改めなくてはならないのはもちろんである。幻聴，幻視，関係念慮などの症状が聴取された場合，それは統合失調症の可能性とともに解離性障害の可能性を同時に生むということを理解しなければならない。そしてここでも決め手は，その症状の持続期間や社会適応に与える度合いなのである。その意味で精神病様の症状を体験したという患者についての両者の鑑別は急務であり，かつ重要である。

　個々の症状について論じてみよう。幻聴は解離性障害が統合失調症と最も頻繁に誤診される症状であるとされる（Bliss, et al., 1983）。その特徴として，内容が多様であること，意味が明確であること，出現が幼少時にさかのぼることなどがあげられる（松本，2009）。以前言われたほど，声が頭の中で聞こえることは，解離性の幻聴に特徴的とは考えられていないようである（Honig, et al., 1998）。確かに他の人格部分がぬいぐるみや人形などに投影，定位された場合には，その声は自分の外部から発するという印象を与えやす

い。

　他方の幻視はどうか。統合失調症においては少ないとされる幻視は解離性障害では比較的多く聞かれる。また統合失調症の幻視が奇怪な内容であるのに比べて，解離性障害の幻視の内容はおおむね現実的で，過去のトラウマのフラッシュバックという色彩を持つ（Bremner, 2009）。しかし他方では，幽霊を見るケースも報告されている（Hornstein, et al., 1992）。

　またこれは直接の幻視ではないが，解離性の体験における背後からの「見られ感」を柴山が指摘しており（柴山，2007），これは臨床でも頻繁に聞かれる。そのような患者の中には同時に体外離脱や自分を背後から見ているという体験を持つ人もいる。すなわち「見られ感」と体外離脱は，体験としては相補的である可能性があるのだ。関係念慮は私もしばしば統合失調症の決め手として用いるが，解離性障害においても同類の体験が聞かれる場合があることは上の例で示したとおりである。ただしそれは一過性で，症状の首座を占めることはなく，むしろ他の人格部分との関係がそれにより表現されているという印象を持つ。

統合失調症の解離性サブタイプ

　このテーマとの関連で，いわゆる「解離性統合失調症」ないしは「統合失調症の解離サブタイプ」（Vogel, 2013）という概念が存在することについても言及しておかなければならない。この概念は，上に私が述べた「精神病と解離性障害を区別すべし」という概念とある意味では相容れないため，検討する価値がある。

　コリン・ロス Colin Ross は1997年の DID に関するモノグラフ（Ross, 1997）において，解離性統合失調症 dissociative schizophrenia（以下，DS）という概念を提出している。この概念の妥当性はともかく，そこでの彼の主張は明快である。ロスは，従来 schizophrenia として分類されていたものの中には，解離症状が顕著な一群が存在するとして，それを DS と呼ぶ。そしてこの DS は「おそらくシュナイダーの一級症状，ESP（超感覚的知覚）体験，奇妙な身体的妄想，ボーダーライン基準，小児期のトラウマにより特徴づけられる」とする。さらに統合失調症の陽性症状は本来解離性の要素を持

つとし，統合失調症の特徴は陰性症状であり，DIDの特徴は「後トラウマ性」post-traumatic feature であるとする。彼は実際に83人のDID患者を虐待群，非虐待群の2群に分け，前者ではシュナイダーの一級症状が平均6.3個見られたのに対し，後者では3.3個であったとする。なおロスはこれ以後もこの概念について論文を発表しているが（Ross, 2009），明快さを欠いているために本書ではその内容については割愛する。

境界性パーソナリティ障害（BPD）

境界性パーソナリティ障害（BPD）と解離性障害との異同も，現代の精神医学において，依然として大きな問題となっている。私の印象では，解離性障害の患者がリストカットや過量服薬を繰り返す場合に，BPDの診断が考慮される傾向にあるようだ。

柴山も指摘する通り，DSMの診断基準に従えば，BPDの診断基準の多くは，解離性障害にも当てはまってしまう（柴山，2010）。BPDが解離性障害と混同される2つの原因がある。1つは診断ないしは概念上の混乱である。かつてハーマン Herman は複合型PTSDの概念を提出した中で，従来のBPDと呼ばれた障害を基本的にはトラウマに由来するものとしてとらえた。現代の解離概念を代表する理論として「構造的解離理論」（van der Hart, 2006）があるが，その中でバンデアハート van der Hart らは，やはりBPDを「二次的な構造的解離」ととらえている。これらの理論に従えば，BPDはトラウマ関連疾患ということになるのだ。

DSM-5 にもそのまま受け継がれているBPDの診断基準の第9項目を見てみると「一過性の解離症状」とある。これも，上記のような見方の根拠の一部をなしているといっていいだろう。またBPDと解離性障害には，ともに対人関係の極端なあり方や自傷行為等の症状の共通性があり，それが不用意に両者が混同されるもう一つの原因となっている。

しかし松本（2009）も指摘するように，解離性障害とBPDの間には根本的な違いがある。それは患者が何を解離ないしは分裂 split させるかという問題に帰着される。外の対象を good と bad に分裂させる傾向にあるBPDと異なり，解離性障害の患者は怒りや恐怖を対象に投影し外在化することが

難しいという病理がある。私の臨床体験としても，BPDの患者がしばしば治療関係を不安定にするのに対し，解離性障害においては患者には治療関係を大切に思い，むしろ治療者に気を使いすぎるという特徴がみられる。

　私は便宜的にBPDの病理を一つのスペクトラムとして理解し，解離性障害の患者が時にどの程度のBPD性を発揮しうるか，という視点を持つ。このような見方は，患者の病理がBPDか解離性か，といった二者択一的な診断を患者にあてはめる必要から治療者を開放してくれるであろう。そして少なくともDIDがBPDとして誤診される危険を回避することができる。

側頭葉てんかん

　解離状態が頻発するとみられる場合，それが時にはてんかん症状と区別がつきにくいことがある。特に患者が幼児期にトラウマを体験し，一見子どもの人格部分に帰りフラッシュバック様の体験を持っていると思われる状態が，実は側頭葉てんかんによる症状と混同されることがある。

　インターネットで清水クリニックの清水弘之先生の側頭葉てんかんについてのすぐれた記載を読むことができるので，参考のために引用する（http://members3.jcom.home.ne.jp/smzhry/tle-only.html#mokuji）。

> 最も一般的なタイプは，まず上腹部の不快感などの前兆があり，虚空を凝視します。顔がチアノーゼで青くなる人もいます。口をペチャペチャさせたり，舌をツパッツパッと鳴らしたりする自動症が見られます。「はい，はい」などの，その場と関係のない言葉を反復することもあります。中には，歩き出したりする徘徊自動症というのもあります。発作の持続時間は，大体1-2分です。その後，5-6分くらいもうろうとした状態が続いて，回復します。患者さんは，発作の前兆ともうろう状態の部分は記憶していますが，発作中のことは全く覚えていません。名前を呼ぶと，返事をすることがあるので，周囲の人は意識があるように錯覚しますが，本人は記憶していません。さらに，発作の間は，熱い，冷たい，痛いなどの感覚がありません。このため，発作中に熱湯が体にかかっても，発作が終わるまでは気づきません。
>
> 家庭の主婦が，家事の最中に発作を起こして，大やけどをすることもあ

ります。最も怖いのは，入浴中に発作が起きて，風呂の湯を発作中飲み続け，溺死などの悲劇につながることです。このように，余り目立たない発作ですが，全身けいれんなどよりも，はるかに生命に対する危険性が高いといえます。さらに，やっかいなことは，発作の前兆がない患者さんも少なくありません。前兆がないと，発作があったことすら自覚できず，危険性の高い発作にもかかわらず患者さんの病気に対する自覚が低いこともこの病気の治療が困難な原因の一つとなります。

　私の体験したあるケースは，その「発作」の最中に，周囲に助けを求めたり，許しを請うたりするような仕草を繰り返し，一見幼少時のトラウマを再現しているようであった。しかし繰り返して脳波をとった結果，異常波が見られ，抗てんかん薬が処方されることで症状が軽快した。

　もちろん側頭葉と解離症状との関連は諸家により示唆されている。そもそも側頭葉てんかんの症状として解離症状や離人体験が記載されることも多い（永井など，2009）。レニウス Lanius ら（2002）は，解離性の症状を示す患者において，側頭葉の活動亢進が見られることを報告している。ただしこのことから解離性の症状を側頭葉てんかんに由来するものとはできない。それは抗てんかん薬は一般的には解離性症状の治療として有効でないことが示している。

第10章　どのようにトラウマを扱うか？

　トラウマ記憶をいかに扱うかは，トラウマの治療論の中でも最も核心的な部分であり，もちろん解離性障害の治療においても基本的な問題となる。実際の臨床場面でも，患者の社会生活歴に過去のトラウマの存在を見出した際，そこにどのタイミングでどのように介入すべきかは，高度の臨床的な判断が必要とされる。しかしトラウマを扱うことが除反応としての意味を持つのか，それとも再外傷体験につながるのかについて十分に予知することは，経験ある治療者にも不可能に近い。

　トラウマ治療は，かつてはトラウマをあたかも病変部を摘出するかのように扱うという立場が目立ったが，その後，より保存的，支持的な方針へと移行しつつある。しかし近年日本でも行われるようになった暴露療法が目指すように，安全かつ保護的な状況でトラウマを積極的に扱う，再びメスを入れるという方針に戻りつつあるという印象を受ける。少なくとも私個人の考え方の変化はその流れに沿ったものであり，また各臨床家が自分の立場を確立する上でも同様の変遷があるものと考える。つまり十分な治療関係を確立し，安全な環境を整えることが，トラウマを扱うことを可能にするのであり，それを積極的に目指すべきであろうという立場である。

　トラウマ記憶をいかに扱うかに複雑に絡んでくるのが，医の倫理の問題である。患者のQOL（生活の質）に鑑みつつ治療を行うべきであることは，なにも終末医療に限ったことではない。トラウマ記憶の深いレベルにまで治療の手を及ぼすことは，それが問題を本質的なレベルで扱うという側面と，それによる症状の一時的な悪化や苦痛を及ぼす可能性の両方を含む。トラウマの取り扱いが治療者のヒロイズムに先導され，その結果として患者の最終

的な苦痛が増すことは医の倫理上許容されるべきではない。かつて笠原嘉氏（笠原，2012）が「小精神療法」の原則の一つとして「深層への介入をできるだけ少なくする」を掲げたが，それはトラウマ治療の出発点についてもあてはまる場合が少なくない。

　解離性障害を治療する立場からは，治療的に扱うべきトラウマが存在するかどうかは，生活に支障をきたすような解離性の症状が顕在化しているかどうか，という問題として理解すべきである。また，DIDの治療においては，自ら積極的に姿を現すことのない人格部分を呼び起こすことには慎重であるべきであろう。しかし治療が進むことによって出現する外傷に関連した人格部分については，それを治療場面で扱う必然性もそれだけ増すのである。

　解離とはトラウマの結果として生じる，というのは欧米の精神医学ではほぼ常識と言っていい。トラウマという概念と解離とはほとんどセットになっているのだ。しかし解離性障害として幅広い種類の障害を考えた場合，このトラウマとの関係が見えにくくなってしまうことも確かである。トラウマというと，身体的，精神的，性的な侵襲が加えられることになるが，そのような明らかなエピソードが早期の生育歴からは聞かれない場合もある。

　その際トラウマの変わりに「ストレス」と言い換えると，解離との関係を少し説明しやすくなる場合が多い。ではトラウマとストレスとはどのような関係なのか？　「トラウマティックストレス（トラウマ性のストレス）」という言葉があるが，それにはストレスとは心にかかる負荷，重圧という意味で用い，そこにトラウマほどの衝撃のニュアンスを必ずしも含まないという特徴がある。この種のストレスが関与している解離性障害の例としては，たとえば成人男性に多い解離性遁走が挙げられよう。仕事に絡んだストレスが発症にかなり大きな意味を持っているようだが，遁走が生じる直前の出来事を探っても，しばしばこの衝撃の要素に欠けるのである。

　ところでこの解離とトラウマという問題を考えることがなぜ重要なのか？　それは言うまでもなく治療論に絡んでくるからである。もしトラウマが解離症状の原因であるとしたら，そのトラウマを何らかの形で「扱う」ことがその治療になるのではないか，と考えるのは自然だ。ただどのようにそれを「扱う」のか？（ここで「扱う」という微妙な言い方をしたのは，トラウマの記憶を完全に「消し去る」ことはおそらく不可能だからだ。せいぜい

できることは，トラウマの記憶が今の生活にとって障害とならない程度にすることだ。それをここでは「扱う」と表現しているのである。)

　トラウマを「扱う」方針は，大きく分ければ2つある。1つはトラウマを忘れるよう努力することであり，もう一つは逆にトラウマを（表現は悪いが）掘り起こすことである。これは常識的に考えてもわかることだろう。

　ここで読者に自身の過去のトラウマ的な体験を一つ思い出していただきたい。それは時々蘇ってきて心に痛みを与えるとしよう。一方ではその出来事そのものが起きてほしくなかったと思う。他方では，その出来事が起きた事実は消せなくても，その記憶がふとしたことから思い浮かんで来なくなるようにと願う。要するに忘れられればそれでいいのだ。そして忘れるための一つの方法は，それを想起しないことである。つまり治療中にそれについて一切語らないことである……。しかしこれでは「治療」とは言えない。少なくとも治療的に「扱う」ことではない。「扱う」こととは結局何らかの形でそれに触れることであり，そしてそれだけ忘れることを困難にする可能性がある。

　しかしこの治療とは言えないトラウマの取り扱いは，おそらく私たちの大部分が，自分で自然と行っていることなのだ。嫌なことを忘れることができるなら，私たちはそれを選ぶ。ある人にとってはそれは仕事から帰って一時間ほどジョギングをすることだろうし，別の人にとっては帰りに居酒屋に寄ることだったりする。あるいはまったく気持ちを切り替えることができるような仕事や趣味に専心する。おそらくこうやって私たちは嫌な体験を忘れようとし，ほとんどの場合うまく忘れられているのである。

治療的に「トラウマを忘れようとする」こと

　さてここからは治療における「トラウマを忘れようとする」話である（トラウマを完全に「忘れる」ということは厳密に言えばできないことなので，少なくともそれがあまり頻繁に蘇ることがない程度に忘却することを試みるという意味で，こう表現しておく）。

　解離性障害の場合の，「トラウマを忘れようとする」とはどのようなことなのだろうか？　ここでトラウマを，その記憶を担ったある人格部分，と置

き換えるとしよう。すると端的には，トラウマを忘れようとする，とは人格部分をことさら扱わない，あるいは少し無理をお願いして「眠ってもらう」ということに相当する。このような扱いの是非についてはさまざまな意見があるであろうが，ある意味ではすでに答えが出ていると言っていい。なぜなら多くのDIDの患者について，彼(女)たちの非常に多くの人格部分が，実質的に扱われないまま，そのうち出現しなくなるという経過をたどるからである。多くの患者において，トラウマ記憶は徐々に忘れられていく運命にあるのだ。

　DIDの患者の体験からわかることは，人間の大脳にはある種のキャパシティとその限界があり，同時に稼動する人格部分の数は決して多くないということである。私はそれを高々3, 4程度と踏んでいる。それ以外の人格部分はおそらく静止画像のようになっていて，少なくとも同時に「覚醒」しているとはいえないのではないか？　しかしDIDの患者が自覚できる人格部分の数は通常は二桁以上（時には三桁）であることを考えると，その大部分は静止画状態にあり，その静止の仕方にもさまざまな段階がある。つまりすぐにでも命を吹き込まれ，再生可能な「静止」と，深い昏睡状態にあり，容易なことでは起動し，再生されない状態での「静止」である。そしてそれらの中には，おそらく今後も覚醒することがないまま，いわば凍結された状態におかれ続ける人格部分もあるだろう。それがその人の精神の安定に必要であり，その意味で必然性があるともいえる。

　私がここで主張したいのは，この事情が，トラウマ記憶が多くは「扱われ」ずにいてもいい，あるいは場合によっては「扱われ」るべきではないということの，解離の文脈からの根拠であるということである。人はさまざまな外傷性のインパクトを持った経験を過去に積み重ねている。しかしその多くは忘却されていく。解離性障害を持つ患者の場合，それぞれのインパクトがちょうど月の表面にできた無数のクレーターのように，人格部分の形を取って刻印されていくのであろう。しかしその多くは静止し，昏睡状態に移行する形で事実上心の表舞台から姿を消していくのである。

　もちろん放っておいていいのか，扱うべきではないのか，という懸念を起こすような人格部分も存在する。おそらくDIDの当事者や，もちろん臨床家も一番恐れている「黒幕人格」である。「黒幕人格」とは私の造語である

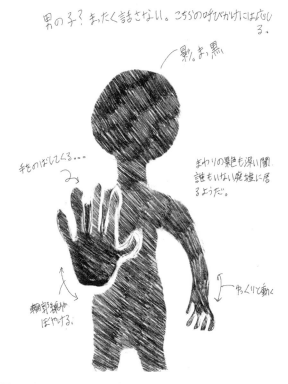

図3　ある20代の男性（DID）の表現した「黒幕」人格

が，DIDの治療の際にしばしば問題となる，怒りや攻撃性を伴った人格部分である。本書では彼らに敬意を払う意味で，「黒幕人格」とするが，「黒幕さん」という呼び方もお許しいただきたい。

　黒幕さんは眠っていても，その存在感から周囲に畏れられる傾向にある。彼らが出てくると大変なことが起きる。人を傷つけ，自分も傷つくことが多い。「ずいぶん前に一度出てきたらしく，この腕の深い傷はその時のものだ」，というような話も患者から聞く。私自身もDIDの患者さんとのメールによる連絡の際，稀にではあるが威嚇的なメッセージ（たいていは短文で怖い口調である）をいただいたりする。

　さて黒幕人格部分は，おそらくトラウマの最深層と関係している可能性

がある。ある意味ではそのDIDの患者持つ病理の核心部分と言ってもいい。しかし黒幕さんを直接扱うことのメリットは不明である。というより事実上扱えない場合が少なくない。

　かつて自著でも触れたことがあるが，米国で臨床をしていた当時，DIDの患者の中に男性の元プロレスラー，Mさん（40歳代）がいた。雲を突くような大男だが幼少時に深刻な性的虐待を体験している。Mさんは過去に2度ほど黒幕人格が出現したという。一度は車の運転をしていて事故に遭い，助手席にいた自分の妻が危険にさらされた時であったという。その際相手側の運転手を運転席から引きずり出して半殺しにしたというが，もちろんMさん自身は覚えていない。もう一度は，プロレスの試合中に相手がかなり悪質な反則行為をした時で，その時も相手を半殺しにしたというが，その間の記憶はない。実際のMさんは，治療室で対面すると，これほど繊細でやさしい男がいるのか，と思う男性であったし，治療関係もとてもうまく行っていた。しかし，それでも一対一の診察の時に，「彼とは過去に関する深刻な話はできないな」とふと不安になったことを覚えている。

　Mさんの黒幕さんの場合，もちろん二度と出てこないことを祈る。彼にとっても周囲にとってもその方が平和だ。それに黒幕さんが賦活されるのは，よほど彼にとって深刻で外傷的な事件が起きた場合に限るらしい。そうだとしたら，それが起きない方がいいに決まっているのだ。

　私は黒幕人格のことを考える際，このMさんのことをよく思い出す。彼の場合黒幕人格を扱わないのは，彼が大男で，暴れ出したら周囲を巻き込むことが必至だからだ。物理的にそれを扱うのは困難である。それでは体格的に彼ほどではなく，より安全に扱える人の場合は，入院などの安全な環境で黒幕さんを扱うべきか？　おそらく否であろう。ただしその黒幕さんがしばしばその人の生活に姿を現して，その人の生活に支障をきたしていないならば，である。

解離性障害の治療における「寝た子は起こさない」

　黒幕人格に対する対処の仕方は，私が解離性障害の治療の際に頻繁に用いる「寝た子は起こすな」という表現と関連している。寝た子，などというと

DIDの人格部分に失礼かもしれないが、このような言い方がわかりやすい場合が多い。解離性障害の場合、人格部分がその人の通常の生活にしばしば顔を出し、日常生活上の支障をきたすようでなければ、おそらく触れないでおくべきだというのが原則だ。これはトラウマの記憶ということにさかのぼって考えると納得がいくことだろう。トラウマの記憶がもう全くよみがえってくることはないにもかかわらず、「しかしあれは自分にとって非常に重大な出来事だったから」とそれを無理に思い起こそうとするだろうか？

ただしここでトラウマ記憶の想起は、それが日常生活に顔を出さないのであれば必要でない、と断言できない理論的な根拠もまたある。実はここには微妙な問題があるのだ。精神分析家なら次のように考えるかもしれない。

「いや、その記憶は意識的に思い出さなくても、本人はそれを抑圧しているだけかもしれません。無意識は常にその記憶の存在を知っていて、その何らかの影響はその人の日常生活に及んでいるはずです。その人が本当の意味で過去のトラウマから自由になるためには、それを想起する必要があるのです。」

このロジックに根拠がないと言い切れる臨床家はおそらく誰もいない。だから精神分析と解離理論の対立はある意味では不可避的なのだろう。

トラウマに直面すること

以上トラウマを忘れることについて書いた内容は、必然的にそれと逆の方向、すなわちトラウマに直面することについての議論も含んでいることに気づかれよう。トラウマについての記憶がフラッシュバックの形で頻繁によみがえる場合、トラウマを思い起こさせるような場所や事柄をいつの間にか避けている場合、そしてそれが日常生活に支障をきたしている場合はどうだろうか？　この回避行動は実際に行動レベルで知らずに起きるということがある。たとえば自分がトラウマを受けたと感じる人に出会う可能性のある場所に向かおうとしても、足が動かなくなってしまう、気分が悪くなる、といったように。その場合には、その記憶はおそらく扱う必要性が高くなる。

ただし回避行動が顕著だからといってトラウマを必ず扱うべきかといえば、必ずしもそうではない。たとえばある会社でパワハラに遭った際に、その会

社にはもう行けなくなったとする。その会社に足を踏み入れるたびにフラッシュバックが起きてしまうからだ。その場合，その会社にこれからも勤め続けなければならないような境遇にあるとしたら，その会社で起きたトラウマを扱わなくてはいけなくなるかもしれない。しかし転職が可能であり，別の会社に職が得られれば，とりあえず問題は解決したことになる。

　この理屈は，恐怖症への対処ということとも絡んでくる。たとえば高所恐怖の人が，高いビルなどない田舎暮らしが可能ならば，それに対処する必要はないだろう。「治療」は不要なのだ。しかし都会生活を続けるとしたら，ビルの高層にある場所に行くたびに怖い思いをしなくてはならなくなり，それを直すための治療がそれだけ必要になる。このように治療の必要性は相対的なものであり，解離性障害の場合も同じように考えればいい。黒幕さんが姿を現さない限りはそれを扱う必要はないだろう。しかしそれが日常生活に支障をきたすなら，扱うしかない。

　ただしトラウマ記憶をどう具体的に扱うかについては非常に難しい問題をはらんでいる。過去の外傷体験を想起することが，再外傷体験につながることもあるからだ。すなわちそれによりまた生々しくその記憶が再現するようになる可能性があるのだ。「暴露療法」の適応となる患者の数も限られているのが現状である。

　私の臨床経験からは，過去のトラウマ記憶について聞き出すことで，その日から再びフラッシュバックが起きたということは実は一度も経験していないが，ヒロイズムにかられた治療の犠牲となった患者の話も少なからず聞く。十分に安全な環境を整えた上でトラウマ記憶について取り扱うことがベストであるが，そのために必要な時間と治療費，人材は圧倒的に不足しているというのが現状である。

第11章　どのようにDIDを治療するか?

　解離性障害とは，記憶，知覚，運動，情動などの心身の諸機能の一部が一時的に失調し，心身の統合された機能が失われた状態である。そしてその治療の最終的な目標は，患者がより「**統合された機能を獲得すること**」(International Society for the Study of Trauma and Dissociation, 2011) と言えよう。

　私はこの「統合された機能を獲得すること」という表現を，国際トラウマ解離学会のプロトコールに掲載されたものから取ったのだが，このような考え方はおそらく一般的なコンセンサスが得られていると考えることができる。つまりここでは，解離されている人格部分の統合までは必ずしも目指さないわけである。しかし「機能の統合」を目指すとしても，それは必ずしも容易ではない。解離の患者の中には，失声や健忘が長期にわたってみられる場合もある。またそのための治療のプロトコールや用いるべき薬物が現在の精神医学において定まっているわけではない。

　治療の基本のひとつは，安全な環境を提供しつつ，その個人の持つ自然治癒力による回復を促すことである。解離症状の多くがトラウマや深刻なストレスをきっかけとして生じている以上，それらに関する記憶を扱うことが時には必要となる。しかしそこに治療者の個人的な好奇心や治療的な野心が働いたり，治療自体が結果的に再外傷体験となったりするような事態はできる限り回避しなくてはならない。治療者が解離症状に無理解で，それを当人の演技とみなしたり疾病利得を疑ったり，場合によっては詐病と決めつけたりすることによる二次的なトラウマを多くの患者が体験しているのも事実である。

本章では臨床上特に問題となることの多いDIDと解離性遁走に限定してその治療論について述べたい。

DIDの治療

●治療目標

DIDの治療については，その最終目標もまた上記の「統合された機能の達成」であることに変わりない。しかしDIDには異なる人格部分の存在という特殊事情がある。心身の機能を担う身体がひとつである以上，どの人格部分の言動についても，たとえそれに関与した自覚や記憶がなくても，患者はその結果について責任を負わなくてはならない。そのことを個々の人格部分が受け入れるのを助けることは，治療者の重要な役割である。

他方で治療者は，個々の人格部分の存在は，患者が過去に直面した外傷性のストレスに対処したりそれを克服したりする上での適応的な試みを表しているということを理解しなくてはならない。それぞれの人格部分には特有の存在意義と記憶と，自己表現の意思がある。そのため治療者は，特定の人格部分をえり好みしたり，無視したり，「消える」ことを無理強いしたりすべきではない。

なお欧米のDIDの治療に関するガイドラインには，患者に別の人格部分を作り出すことを示唆したり，名前のない人格部分に名前を付けたり，現在の人格部分が今以上に精緻化され，自律的な機能を担うよう促すことには，慎重であるべきだとしばしば強調されるが，それには根拠がある。人格部分の精緻化や新たな出現，ないしはそれらの消退は，その患者個人の体験するライフイベントに影響を受けつつ独自に展開する可能性がある。そこに治療者が人工的な手を加える際には十分な治療的根拠が必要であろう。個々の人格部分のプロフィールを明らかにする，いわゆるマッピングについても，以前ほど治療手段としての意味が与えられていない。かつてパットナム（Putnam, 1989）は，把握しうるすべての人格部分と会い，治療についての契約をそのすべてと交わす必要があるとした。しかし人格部分との出会いが，治療の進展により必然的に生じるのであれば問題ないものの，眠っている人格部分を不必要に覚醒させることにつながるのであれば，その是非は個別の

臨床場面において判断されるべきであろう。

　治療目標として人格部分間の統合 integration や融合 fusion を掲げることは，一部の人格部分の消失をニュアンスとして含み，人格部分間の混乱を引き起こしかねないために慎重さを要する。望まれる治療の帰結は交代人格部分間の調和であるが，それは特定の人格部分の消失を必ずしも意味しない。ただしかつて存在が確認されたすべての人格部分の共存によりその調和が達成できない場合もある。

　治療者は人格部分の理想的な調和を阻む要素にも留意すべきであろう。加害者との継続的な接触，家庭内暴力などによる慢性的で深刻なストレス，うつ病などの精神医学的ないしは慢性疾患などの身体的な併存症，治療を受けるための十分な経済的な背景を持たないこと，社会的に孤立していることなどはいずれもそれらの要素になるのである。

　DID を持つ患者のかなりの部分は，大きなストレスがない保護的な環境に置かれれば，次第に人格部分の出現がみられなくなり，「自然治癒」に近い経過をたどることが観察される。華々しい DID の症状を見せる症例が 10 代後半から 30 代に比較的限定されるという事実からも，このことが推察される。ただしそのような例でも多くが長年にわたり心の中に人格部分の存在を内側で感じ続けたり，時折幻聴を体験したりすることが報告されている。

● 治療の各段階

　以下に主として DID の個人療法について 3 つの段階に分けて論じる。

第 1 段階　安全性の確保，症状の安定化と軽減

　治療の初期には，異なる人格部分の目まぐるしい入れ替わりが生じている可能性がある。この段階においては，患者に安全な環境を提供しつつ，表現の機会を求めている人格部分にはそれを提供し，それらの人格部分のいわば「減圧」を図ることも必要となろう。治療者は患者とともに，別の人格部分により表現されたものを互いに共有するための努力を払う。時にはそれぞれが筆記したものを一つのノートにまとめたり，生活史年表を作成したりするという試みが有効となる。治療は週に 1 度，ないしは 2 週に 1 度の頻度が求められよう。

第2段階　主要な人格部分が解離以外の適応手段を獲得することへの援助

　人格部分の入れ替わりや，子どもの人格部分，攻撃性を持った人格部分の活動が落ち着いた時点で，治療の第2段階に入る。主人格，すなわち主として生活を営む人格部分が定着し，主人格との治療関係性が深まる。それとともに主人格が幅広い感情を体験できるようになり，過去のトラウマについての記憶も，人格交代を起こすことなく想起できるようになる（ただし主人格の日常生活への定着を図ることには，時には困難が伴い，2, 3の人格部分の共存や競合が避けられない場合も少なくない。その場合は治療の目標は，いかにそれらの人格部分が平和的に共存していくかについての検討となり，いわばグループ・ワークの様相を呈することもある）。

第3段階　コーチングと家族相談の継続

　順調に治療が進み，回復へのプロセスを辿った場合，頻回の治療は徐々に必要がなくなっていくであろう。しかし毎月，ないし隔月等に定期的にセッションを設け，状態の改善具合や家族との関係についてのコーチングを継続することの意味は大きい。また患者がうつ病などの併存症を抱えている場合には，精神科受診による投薬の継続も必要となろう。

　DIDの患者がどのような家族のサポートが得られるかは，予後を占う上で非常に重要な問題である。DIDの症状の深刻さは基本的には日常的な（対人）ストレスのバロメーターと言えるであろう。有効な治療を受けていても，家庭内暴力が日常的に生じている家庭に患者が戻っていくのでは，その効果は半減してしまう。また患者の同居者が一度は治療的な役割を担っても，早晩その自覚を失ってしまう可能性もある。その意味では同居者を伴った継続的な受診は，よい治療環境を維持する効果を持つ。

　ちなみにわが国で著されたDIDの治療論としては，安克昌のそれ（1997）に一読の価値がある。安はリチャード・クラフト（Kluft, 1991）の示した治療の9段階に沿って治療論を展開する。治療者は患者にかつて生じた外傷体験を一つ一つ除反応 abreact していくことにより，記憶の空白を埋めて行き，それにより次の段階の統合‐解消 resolution へと向かう。この段階説は，治療論として高い整合性を持つものの，臨床的な現実とやや齟齬があるという印象を受ける。DIDの治療においてしばしば遭遇されるのは，多く

の，あたかも「自然消滅」していくかのような人格部分の存在である。それらの人々がことごとく過去の外傷体験についての除反応を経たとは考えにくい。DIDの治療は多くの偶発的な出来事に左右され，治療者の思い描く治療方針通りに進まないことが多い。治療者は患者の身に降りかかるライフイベントや人格部分の予測可能な振る舞いに対応しつつ柔軟な姿勢を失わないことが重要であろう。

● グループ療法

これまでの記述は個人療法に関するものであったが，DIDの患者を対象とする均一グループによる治療も治療的な意味を持つ。ただし患者は他の患者が語る過去のトラウマの体験に対して非常に敏感に反応し，フラッシュバックや人格部分の交代が誘発される場合が多い。またそれぞれの患者が持つ複数の人格部分同士の言語的，非言語的交流というファクターを考えた場合，治療者の側の扱える範囲を超えた力動が生じる可能性がある。ある意味ではDIDの治療は一人の患者を扱っている際もそれが一種のグループ療法としての意味合いを持っていることになる。そこで個人療法がある程度軌道に乗り，治療の第3段階を迎えた際に初めて本格的なグループ療法が可能であると考えられる。

● 入院治療

患者の自傷行為や自殺傾向が強まった場合，ないしは人格部分の交代が頻繁で本人の混乱が著しい場合などには，一時的な入院治療の必要が生じるであろう。入院の目的としては，患者の安全を確保し，現在の症状の不安定化を招いている要因（たとえば家族間の葛藤，深刻な喪失体験など）があればそれを同定して取り扱い，外来による治療の再開をめざすこと等があげられる。

解離性障害の入院治療の意義としては，病棟において安全性が保たれている場合には，患者の退行を懸念する必要も少なくなり，より踏み込んだ治療が行える可能性が生まれるということがあげられる。外来治療において特定の人格部分のまま治療を終えることができない場合，実質的にその人格部分を扱う時間は非常に限られることになるが，入院治療においてはその限りで

はない。また入院中に家族を招いてのセッションなどが可能な場合もあろう。

現在のわが国の精神科病棟での解離性障害の治療の在り方を考えた場合、その治療の多くが短期間の安全の提供や危機管理、症状の安定化に限られる傾向にある。しかし経済的に、またその他の理由で長期間の入院が可能であれば、そこで注意深くトラウマ記憶を扱ったり、攻撃的ないしは自己破壊的な人格部分に対応したりすることもより可能となる。またトラウマや解離性障害を治療するような特別の病棟がある場合にはなおのこと、治療効果を発揮するであろう。

解離性遁走の治療

解離性遁走に関する治療指針は十分に治療者の間で合意を得られたものはない。患者はそれまでの記憶を失った状態で発見され、警察に保護されたり救急治療室に搬送された後に、精神科への入院となるケースが多い。そこで身体疾患を除外するためのさまざまな検査を経るのが通常であるが、比較的特徴ある臨床経過のために比較的スムーズに解離性遁走としての診断にいたることが多い。ただしいったん診断が定まった場合は、特別な治療的介入が行われることなく経過観察のために数週間が費やされることが少なくないようである。しかし解離性遁走の患者の多くは際立った神経学的な特徴も示さず、一定期間の記憶を失ってはいるものの、その多くは早晩日常生活に戻れる状態にある。

治療者は外来においては、患者が日常生活に戻るために必要な情報の再学習を援助し、また遁走にいたった社会生活上のストレス因について探索し、それを回避することを助けることが望まれる。患者は基本的にはエピソード記憶以外の記憶（手続き的記憶、スキルその他）を保持しているため、その想起を含めたリハビリテーションも有効な治療となるであろう。

私は解離性遁走の患者を対象に、心理士と協力して生活史年表を作成する試みを行っている。記憶を失っていた期間の自分の行動のうち、外部から得られる情報を集め、また、その期間に身の回りに起きた出来事や社会現象、話題になった歌曲や文学作品、映画やテレビ番組などを学習することで、患者は社会生活に復帰した際のハンディキャップを軽減することができるであ

ろう。ただしそれらの努力により健忘していた期間の記憶が突然よみがえることは少ない。そのため記憶の想起を第一の治療目標とするべきではないであろう。

おわりに

　以上，解離性障害の診断から治療まで駆け足で論じた。解離性障害はそこに転換症状まで含めた場合にはきわめて裾野の広い障害であり，限られた紙数で包括的な議論をすることは不可能である。そのために，DIDと解離性遁走に偏った記述となった。

　わが国ではまだ解離性障害は臨床家の間でなじみがなく，その治療法も確立していない。しかしその治療の原則の一つは，他の精神障害と同様，治療関係において安全を確保しつつ，本人の自己治癒力を最大限に引き出すことにある。今後，より多くの臨床家がこの障害についての知識を深め，誤解と偏見を排することで一層の治療効果を期待できるものと考える。

第12章　どのように再固定化療法を治療に用いるか?

　本章では解離とTRP（治療的再固定化のプロセス therapeutic reconsolidation process）の関係について考える。本書の主たるテーマは解離性障害であり，第3, 4章で論じたTRPについても，それが解離の治療に役立つかどうかの検討をするための準備であった。
　記憶の改編や再固定化について論じた後に解離性障害について考えると，改めて解離という現象の不思議さや複雑さを感じる。少し図式的に説明しよう。AとBという，互いに健忘障壁のある（つまりお互いに相手の行動を覚えていない）人格部分について，それに相当する神経ネットワークA，Bを考えてみる。Aの活動にはネットワークAの興奮が，Bの活動にはネットワークBの興奮が関与しているとすると，常にこの2つはその人の中で頻繁に興奮しているはずなのに，この2つがつながらず，共鳴もしないという現象が起きていることになる。あたかもつながる機会がありながらわざとつながろうとしない2つのネットワーク群，という印象を受けるのである。
　このAとBの疎通性の欠如はおそらくAとBの間にシナプスの形成が行われていないという状況だけではないと私は考える。Aが興奮しているとき，**Bが同時に抑制される**，という機制が生じているのではないか。そうでない限り，人格部分間のスイッチングは起きないのではないかと思う。このように思考ないし記憶の神経ネットワーク間のつながりは，両者を結ぶ神経線維が興奮系か抑制系か，という問題も含む，実に複雑な話なのである。しかし本来人間の身体機能はそのような仕組みで成り立つ。たとえばある筋肉Aが収縮するとき，それと反対側の動きをつかさどる筋肉Bには，中枢神経から抑制の信号が送られることで，Aの収縮を助ける（神経学で言う

「diadochokinesis 変換運動」)。神経系の興奮と抑制は，このように協調することでスムーズな活動を促進している。解離現象はそのようなシステムの乱れ，異常と考えることもできるのだ。

　ちなみに最近の日本の研究で，解離性の健忘の際，実際に海馬の抑制が生じているという報告がある（Kikuchi, et al., 2010）。私たちが解離状態で，ある事柄を思い出せない場合，すなわちたとえばAの人格部分がBが体験したことを想起できない場合，脳のある部分（この研究によれば前頭葉の特定の部分ということである）が，その記憶をつかさどる部位を抑えている，という事態が生じているとのことだ。このことも私の上述の仮説を支持しているように思われる。

　すると解離の際の再固定化が目指す形は，現在「Aの興奮＋Bの抑制」という形で生じている解離について，「Aの興奮＋Bの抑制の解除」という事態を生む，ということになるのであろう。つまりAという神経ネットワークが興奮すると同時にBの抑制を除去するということである。このことはたとえば，Aという記憶がBという「ネガティブな記憶」を伴っていると考えてもいい。ここでいうネガティブな記憶とは，いわゆる「想起できない記憶 disremembered memory」と同義である。

別の人格部分との出会いはトラウマ記憶の再演でもある

　本章の結論の一つを先取りするならば，記憶の改編や再固定化は解離性障害についても応用可能であり，その際，別の人格部分との出会いが，事実上，記憶の再固定化のプロセスであるということだ。その理由を以下に順を追って説明しよう。

　別の人格部分との出会いは，しばしば外傷記憶を扱うことを意味する。それは典型的には，子どもの人格部分が，いつもおびえて泣き叫びながら現れるという形で表される。その際はその人格部分の出現は，たとえば親に厳しく虐待されている際のトラウマのフラッシュバックと似た現象としてとらえることができる。ケースによってはある一回のトラウマのシーンがいつも同じ形で反復するという印象を受ける。ただしその「フラッシュバック」は，通常のフラッシュバックより，1つないし2つほど「次元が高い」現象

と理解することができる。というのは，PTSDにおけるフラッシュバックがある種のトラウマのシーンを二次元レベルで静止画的に再現しているとすると，子どもの人格部分の出現は継時的な動画のようであり，その時の自分が舞い戻っているという，より複合的な現象だからである。またこのことは，PTSDのフラッシュバックも一種の人格交代現象に類似する，という見方を促すことにもなるであろう。これはいわゆる構造的解離理論（van der Hart, et al., 2002）の第1次解離という概念が含意していることでもある（ちなみにこの理論では，PTSDもやはり解離の病理として理解するのが特徴である）。

　ただし子どもの人格部分には，とても無邪気で創造的な振る舞いを示すものもある。一見明白なトラウマを抱えているわけではなく，ただ遊ぶことを目的に出てくるように見える子どもたちであるが，臨床上はこちらに出会うことの方がむしろ多い。彼らの目的は何であろうか？　おそらくこちらはトラウマを背負った子どもの人格部分とは，多少なりとも異なる来歴を持つ可能性がある。どちらかというと愛着障害に由来するのではないか。のびのびと甘え，遊ぶ体験を実際には持てず，ファンタジーの中でのみそれが実現していた場合，それもまた子どもの人格部分として隔離されている可能性があるのだ。ただし最近用いられる「愛着トラウマ」という表現を用いるならば，こちらもまたある意味でトラウマ由来ということができるかもしれない。

　本章ではTRPを解離性障害に応用する可能性について考えるが，その前にTRPについて少し復習しよう。

　私たちが第2章で学んだのは，トラウマ記憶に付随する確信的な考えと矛盾し，「ミスマッチ」となるような思考を隣接させることで，再固定化が起こるということであった。そして第3章ではさまざまな例を見たわけだが，そこで提示された症例の多くは，ある種の文章化しうるような思考内容を抽出し，それをインデックスカードに書いて宿題として何度も声に出して読んできてもらうという形式をとっていた。その意味ではTRPの具体例は，かなり認知療法的なアプローチともいえる。

　しかし解離の場合にはおそらく通常の認知療法的な手法はあまり通用しない可能性がある。インデックスカードの文章を復唱するといった作業が意味を持つのは，それが一貫して一人の人格部分により行われていることを前提としている。しかしDIDの場合には事情が異なる。ある人格部分Aが学

んだ内容を人格部分BやCは把握していない可能性があるのだ。そのためにTRPを用いた治療を行う場合には，それぞれの人格部分に対して個別にこのTRPのプロセスを行っていく必要があるだろう。そしてその具体的な手順は，おそらく考えを文章化する，という形ではなく，より体験的，実践的なセッションになるはずである。

　たとえば第3章で紹介したケースDを思い出していただきたい。20代後半の女性で，閉所恐怖症があり，車に乗っていて渋滞に巻き込まれると，胸のあたりがざわざわしてくる，というケースだ。Dさんの場合，治療者は，その状況を思い出してもらい，そのイメージの中で新たな行動に出てもらうということを記憶の再固定化につなげたのである。もちろんDさんに解離性障害はないし，渋滞に巻き込まれたことを想像したときに胸がざわついてきたDさんは，彼女の別の人格部分ではない。しかしそれはトラウマの再現であり，それを体験しているDさんはいつもとは異なる心の在り方をしていたことも確かである。そしてこのような手法を，DIDにおいて傷つきを体験している人格部分についても，同じように応用することができる可能性があるのだ。

　ここであるDIDの患者Aさんを考え，そのトラウマを負った子どもの人格部分Aちゃんを考える。Aちゃんは幼少時に野犬に襲われて瀕死の重傷を負ったという想定である。Aちゃんが出ている時に，その事件の記憶を想起してもらい，そこでAちゃんに「こうすればよかった」というイメージを想い浮かべてもらう。それはたとえばその犬に対して突然魔法の剣を取り出して斬り捨てる，ドラえもんに登場してもらい，撃退してもらうなどでもいいであろう。そしてそれを実行したつもりになってもらうという作業を行うことが可能であったとしよう。それはそのトラウマ記憶の再固定化につながる可能性がある。

　このようなプロセスの際，そのような作業を行うためにAちゃんを呼び出すか否か，という問題があるが，もちろんAちゃんが「寝た子」である場合には，それを「起こす」必要はないという議論が成り立つ。そのトラウマ記憶は再固定を待つまでもなく，将来とも呼び起されない可能性があり，それを人工的に蘇らせて扱うことは，治療的とは言えないからだ。

一見普通の（ANP的な）子どもの人格部分とのかかわり

　トラウマを負ったAちゃんのような子どもの人格部分とは別に，そうでない子どもの人格部分，遊びを求めて出てくるような子どもの人格部分とのかかわりは，再固定化とどのような関係があるのであろうか？

　ここでバンデアハート先生たちによる「構造的解離理論」（van der Hart, 2011）に基づけば，出現した時に一見普通にふるまう人格部分は「ANP的」，つまり Apparently Normal Part（一見正常な人格部分）に分類されるのであるが，ここではそれを何と呼ぶかはさほど重要ではない。ともかくもこの一見遊び盛りの子どもの人格部分Aちゃんについて考えてみる。すでに私は自著で，「子どもの人格部分をどのように扱うのか？」というテーマについて幾度となく論じてきた。その一つの扱い方は「一緒に遊ぶ」ということであった。これがおそらく妥当である一つの理由は，それにより子どもの人格部分の成長が見込まれるからということにある。Aちゃんの主人格は，養育上あまり「遊べる」環境になかったことは，多くの患者の伝えるところから推察される。実際に「一緒に遊ぶ」かかわりが続くにしたがって，ケースによっては言語能力が発達し，書く字も達者になり，遊びもより成熟したものへと変っていき，「遊びたい」という願望も軽減していくことがよくある。

　ところでこのような治療プロセスとTRPとはどう関わっているのだろうか？　おそらく「遊んでいいんだ！」「自分らしく自由に振る舞っても怒られないんだ！」という体験が再固定化に必要なミスマッチなのだろうと私は考える。

　あるDIDを有する人から，「小さいころ幼稚園で普通に遊べても，家に帰ると決して同じような振る舞いが出来ないし，そもそもそのような発想が湧かなかったということに気がついた」という話を聞いた。あるいは「小さいころは女の子であるにもかかわらず，決しておままごと遊びをさせてもらえず，人形も買ってもらえず，常に男の子として振る舞うことを強制された」という人の話も聞いた。親といることである特殊な振る舞いしか許されず，それ以外を常に抑制しなくてはならないという家庭環境は決して少なくない。するとそれが許されるような体験はおおむねミスマッチとして体験される可能性があるのだ。そしてそれが解離の患者の場合，特別に治療的な意味を持

つのであろう。
　子どもの人格部分においてなぜ遊ぶことが治療的であり，成長につながるかという点について，私は明確な答えを持たない。しかしひとつの可能性としては，子どもの人格部分は，遊ぶことで「気が済む」のであり，「思い残すことなく大人になれる」という感覚が生まれるのではないか，ということが考えられる。解離性障害の治療においてしばしば問題となる，この「思い残し」とは何か？　子どもの人格部分はそこにこだわりがあるために，あたかも浮かばれない霊のように存在し続けるとたとえることもできよう。「お母さんに甘えたい」「わがままを言いたい」「お人形と遊びたい」という願望は，おそらく子ども時代には本人にも意識されず，したがって表現されることもなかったのだ。多くの子どもの場合，甘えたくても甘えられない事情があれば，その気持ちは抑圧という形をとることで処理をされるのであろう。しかしそれが時には別の，解離という形をとって処理される場合もある。つまり「わがままを言いたい」は通常の子どもが行う思考活動や記憶の形成とは隔離された形で残っていく。「人形をねだる」という発想はそもそも日常生活における母親とのかかわりでは湧くことが許されなかったのだ。そこに治療者が表れて「遊んでもいいんだよ」と伝えることは，ミスマッチであると同時に通常の思考過程とその思考や願望を「つなげる」意味を持つのである。

別の人格部分との治療的な接触は，それ自体が「ミスマッチ」となりうる

　序論でも述べたことだが，解離における再固定化の問題を扱う上で，改めて強調されなくてはならないのは，解離を必要以上に危険視しないことである。しかしもちろんそれを興味本位で扱っていい，というわけではない。解離性の人格部分との接触は，それをいたずらに敬遠することなく，しかしそれが生じる時はTRPとしての意味を持つ形で扱うべきである，ということが大切なのだ。
　私が出会うDIDを有する人の人格部分たちの多くは，さまざまなトラウマ記憶や不満を抱えている。自分が一個人として認めてもらえない，異なっ

た性の体に閉じ込められている，自分の人生を歩めない，等の不満や不幸を体験している。そしてそれらの体験を訴えることを目的として出現することが多いのである。

　それではなぜ人格部分の交代が生じるのか？　繰り返しになるが，それは今まで果たせていない自己表現の機会を求めるため，と考えるのが一番近いように思う。人格部分ごとに，自分を表現したい，わかってもらいたいという願望を持つのだろう。というよりは，そのような願望を持つ人格部分が出現する傾向にある，と考えるべきかもしれない。時には人格部分への移行が，あたかもカタルシス効果を求めているかのような生じ方をすることもある。職場での勤務を続けていると，そこでのフラストレーションの度合いに応じて，子どもの人格部分の出現を抑えがたくなるという体験をよく聞くが，これは内側からの衝動，解放されるべきものを感じるのであろう。ただし子どもの人格部分の出現とともに主人格が意識を失うのであれば，彼（女）は正確にはカタルシス体験を持たないことになる。

　ともあれ，そのような形で出現した人格部分に対して治療者が敬意をもって接することは，それ自体が「ミスマッチ」としての体験を生む可能性がある。なぜならそれまでは人格部分は出現してもそうと認められず，自己表現をする場から常に排除され続けてきた可能性があるからだ。自分は自己主張を許されない，あるいはたとしても認められない存在，という体験を持ち続けることの多かった人格部分は，「存在を認められる」という新しい体験を持つことになる。そしてそれまでその人格部分に相当する神経ネットワークが他の部分と遮断されていたという状況に変化が生じるのであろう。それがこれまでに見た「再固定化」に相当する現象と考えられるのではないか？

TRPは解離性遁走には当てはまらない？

　ところでこの「人格部分には主張がある」という仮説は，解離性遁走に関しては，あまり当てはまらない可能性がある。遁走中の人格部分はしばしば人格部分としては白紙のような存在で，必要最小限の意識レベルで行動しているかのようであり，そうすることで何を主張したいのかは不明なのである。2013年9月に，千葉県茂原の高三女子が2ヵ月間行方不明になった事件

が報道された。御本人に会わない以上何とも言えないが，報道の内容から判断する限りでは，やはり朦朧として最小限の判断力で徘徊していた可能性がある。一種のトランス状態と考えてもいいのではないか。ちょうど意識状態としては半覚醒に近い状態と考えることができる。

　この高三女子が解離性遁走であった場合，おそらく遁走していた人格状態を治療的に扱うことは極めて難しいであろう。

第13章　どのように子どもの人格部分を扱うか?

　本章ではDIDの治療に関して，特に「子どもの人格部分」の扱いについての私のごく最近の考え方をまとめてみたい。

　まずはシンプルな問いから始めよう。それは「治療中に子どもの人格部分が出てきたら，どのように扱うべきだろうか？」というものである。この単純な質問に対して，臨床家（精神科医，心療内科医，心理士など）の意見は現在でも真っ二つに割れてしまうといっていい。片や「子どもの人格部分は無視する。相手をするのは治療的でない」であり，片や「それを扱うことこそ治療的である」となる。もちろん，そのような現象に突然遭遇して，どのような対応をとっていいかわからないという臨床家が大半かもしれない。しかし同僚やスーパーバイザーと相談したり書物から学んだりした結果として至る結論は，ここに述べた2つに集約されることが多い。そして現時点でも前者の立場をとる人が大多数であると言わざるを得ない。それは人の心を扱う専門領域であるはずの精神分析の立場にある人々にとっても同様であるという印象を受ける。

　もちろんその子どもの人格部分が，誰の前でどのような状況で出てくるかにより，事情は大きく異なるであろう。あらかじめ予想された状況で治療者の前に自発的に出てきた場合と，治療者により呼び出される場合とでは明らかな違いがある。またセッション中に治療者の前で出現した場合と，たとえば夜，恋人の前で突然出てきた場合とでもだいぶ事情が異なる。しかしいずれの場合にも，その対処には上述のような両極端が見られるであろう。最初から相手にしないか，それとも子どもとして話しかけるか，である。

　ここで子どもの人格部分が出現しやすい状況をいくつかあげてみよう。

- 受容的な人に出会い，自然に誘発される場合……子どもの人格部分は，自分の依存的な部分を抱えてくれるような人との間で出てくる傾向にある。それはたとえば恋人や配偶者，教師，先輩，友人，治療者などである。ただしそれらの人々に慣れ，その人との関係を安全と感じる場合に限られると考えるべきであろう。またそこに慣れていない第三者が介在する場合には，出現が抑制される傾向にある。
- 環境からの刺激に誘発される場合……ある患者は，書店でのアルバイトでポップを書いているうちに，「お絵かきモード」になり，子どもの人格部分に変わってしまうことがあるという。また実際に治療場面で箱庭やスクイグルなどを行っているうちに子どもの人格部分になる場合もある。さらにプレイルームに誘導されて，そこにあるぬいぐるみやその他の玩具に刺激されて，子どもの人格部分が出てくる場合もある。
- ストレスやトラウマを思い起こさせる体験に誘発される場合……患者が実際に幼児期にトラウマを体験した場合，そのトラウマを思い起こすような刺激（トラウマに関係する人に会う，トラウマの起きた時刻になる，など）により子どもの人格部分が出てくる場合がある。
- 覚醒状態が低下している場合……多くの子どもの人格部分が夜間や就寝前，ないしは眠剤の服用後に出現する傾向にある。この時間帯ないし状況では覚醒レベルが落ち，大脳皮質による抑制が低下することが関係していると推測される。同様に飲酒やベンゾジアゼピン系の安定剤の使用もその誘発を促進する可能性がある。
- 催眠やリラクセーションにより誘発される場合……子どもの人格部分は催眠やリラクセーションにより出てくることが頻繁にあるが，そこには催眠をかける治療者側の受容性や，患者の側の安心感も関係している。一般に治療者側に子どもの人格部分を受け入れる用意があることで，子どもの人格部分の方も警戒心を解いて出ることができる場合がある。

以上のさまざまな状況で子どもの人格部分が出現するが，それは多くの場合，そうと気づかれずに見過ごされてしまう運命にある。通常は子どもの人格部分は養育を受けた親の前では出現しない傾向にあるが，それでも姿を現

した場合，親は「この子は時々幼稚なしゃべり方をする」「時々急に依存的になる」と考えるだけで，そこに人格部分の交代が起きているという発想を持たない場合が多い。また子どもの人格部分の方でも自分があまり受け入れられていないと感じられる状況では，すぐに姿を消してしまったり，また自分があまり相手にされない場合には「奥で大人しくしている」ことがあり，結果的にその存在が見過ごされてしまうことが多いのだ。

　ところで子どもの人格部分はなぜ成立するのだろうか？　その子どもの人格部分が出現する時に，常におびえたりパニックに陥ったりといった様子を示す場合には，それがある種のトラウマ体験を担っている可能性が高いことは言うまでもない。私が担当しているあるDIDの患者の場合，子どもの人格部分は，毎日夜の決まった時間に出現する傾向にあるが，それはその人が幼少時に親との死別というトラウマ体験を持った時刻に一致している。別のケースでは，子どもの人格部分が両親の激しい争いごとを目の前にして，パニックに陥っているという状態のまま出現する。

　第12章でも論じたが，これら子どもの人格部分の出現パターンを見る限り，これは一種のフラッシュバックの形式をとっていると考えていいであろう。フラッシュバックとは，PTSDの症状に特徴的とされ，ある種のトラウマをその時の知覚や感情とともにまざまざと再体験することである。つまり，この子どもの人格部分の出現は，そのフラッシュバックが「人格部分ごと生じる」現象として理解することができるだろう。

　他方ではいつも陽気にかつ無邪気にふるまう子どもの人格部分に出会うこともまれではない。別の人格部分を呼び出そうとDIDの患者に協力を呼びかけていると，本来呼び出そうとしていた人格部分とは別の子どもの人格部分が決まり悪そうな表情で出てくるということがある。あたかもその子どもの人格部分は治療者と遊ぶ機会を待ち望み，呼ばれていた人格部分の代わりに出てきたかの印象を受ける。そのような様子で出現する子どもの人格部分が深刻なトラウマを担っているか否かはっきりしないことも多い。しかし，特にその人格部分が他人との接触を求め，一緒に遊ぶことで喜びを表現するような場合には，幼少時に甘えや遊びを十分に体験できなかったことの代償として存在していると思えることも少なくないのである。

子どもの人格部分への応対

「子どもの人格部分が出たらどうしたらいいのですか？」という問いは，患者の家族からも，療法家からも頻繁に問われる。そこには2つの問いが含まれているといってよい。1つはこちらも相手を子どもと見なして接するべきか，それとも大人が演じているものとして対応するべきかという問いであり，もう1つはまともに子どもの相手をすることにより，子どもの出現が定着してしまうのではないかという疑問ないしは懸念である。

この両方の問いは，どちらも解離の本質に迫り，かつ非常に大きな誤解を生みかねない問いと言えるだろう。まずは最初の問いである。あくまでも子どもとして接するべきであろうか？

まず私自身としては，「もちろん子どもとして接するべきである」と言いたい。子どもの人格部分の出現は，たとえて言うならば，ある患者さんが治療者と話していて，突然その患者の娘が入れ替わったようなものである。そのような場合，治療者はどうするべきだろうか。

その時に治療者がその子どもに対して，「大人が演じているものとして」対応するとしたら，たとえば「あなたは子どものように私に甘えたいんですね」という介入が考えられる。しかし，それでは話しかけられたその子どもは何のことか分からなくてきょとんとした目をするだけだ。話しかけているのは大人としての患者に対してではなく，あくまでも子ども自身に対してだからである。

ところで治療者の前に初めて子どもの人格部分が出現する際，大人の人格部分が後ろで見守っていることはかなり多い。やはり子どもの人格部分だけでは心配ということだろうか。そしてその大人の人格部分は治療者の様子を見て「ああ，この治療者は私の子どもの人格部分のことを受け入れてくれないようね。じゃ私が代わらなくちゃ」という判断を下したりもする。そこにはその治療者に対する「気遣い」すらありうる。そして子どもの人格部分が引っ込んで大人の人格部分が再び登場すると，治療者はこう言うかもしれない。「多重人格と言われる人たちの人格部分，たとえば子どもの人格部分は，それを扱うから出続けるのです。私は扱わない主義なので子どもの人格部分などは出てきません。その意味でDIDは医原性ともいえるのです」。このよ

うに，子どもの人格部分の出現が，治療者の対応の仕方に応じて変わることは，一部の治療者の解離現象に対する無理解を助長することにもつながるのである。

　子どもの人格部分に応対する際に聞かれるもう一つの懸念を思い出してみよう。それは「あからさまに子どもの人格部分を相手にすることにより，子どもの出現が定着してしまうのではないか」というものであった。実はこの問いに対する答えは複合的なものとならざるを得ない。確かに場合によっては，そのようなかかわりにより短期的にではあれ子どもの出現が「定着」してしまう可能性があるからだ。そしてその定着の仕方によってはそれが本人のために良かったり悪かったりもするのである。

　子どもの人格部分は，おそらくその人の中でまだ十分に扱われていない部分といえる。その人が子ども時代に表現できなかったものが残っていると考えて，だいたいは間違いがないだろう。DIDの患者の多くは幼少時に子どもらしさや甘えを十分に表現できていない。これは臨床で彼（女）たちに会っていて頻繁に持つ印象である。そしてそのような患者の子ども時代は，子どもらしさやわがままを表現することが抑圧された生育環境を想像することが容易にできる。

　ただしその例外と考えるべき場合もあるようだ。DIDの患者の母親が「この子は小さいころから頑固で自己主張が強いという一面を持っていました」と話すことがあるのである。このような事情からも，子どもの人格部分の成因について安易に憶測することには多大な危険が伴う。すぐにでも両親の批判が始まってしまいかねないからだ。だからここでは一般化した言い方を用いて，「子どもの人格部分は一般的に自己表現を求めて出てくると考えられる」という程度にとどめておこう。すると自己表現の機会が必要なくなった子どもの人格部分にはお休みいただくという方針が導かれるのである。

いわゆる「出癖（でぐせ）」について

　あるDIDの患者，Aさんが，受容的な人，たとえば恋人Bさんに出会い，デート場面で子どもの人格部分AちゃんがBさんに出会い，出てくるとしよう。AちゃんはBさんと仲良くなり，しばしばBさんの前に出て来て，遊びをせがむようにな

る。これは子どもの人格部分の出現がある程度「定着」した状態と考えていいだろう。そしてＢさんは恋人と会う時間のある部分はその子どもの相手をすることになる。もしそれがＢさんにとって煩わしく、それによりＡさんに会いたいと思う気持ちが多少なりとも失われるとしたら、Ａさんにとっても不都合なことになろう。

しかしもしＢさんがＡちゃんの出現を歓迎し、それを楽しんだ場合はどうだろう？　そしてそれがＡさんのＢさんへの信頼を増すことになり、２人の仲がより親密になるとしたら、結果的にこの「定着」は悪くなかったということにもなる。

現実にはさまざまなケースが考えられる。一般に恋人は子どもの人格部分の出現に寛容な場合が多い印象があるが、時には全く相手にしようとしなかったり、虐待的であったりする場合もある。

子どもの人格部分の「定着」を促進するべきか、回避するべきかは、相対的な問題である。つまりそれはケースバイケースであり、それが良いことか悪いことかは単純には決められないのだ。上のＡさんとＢさんのケースにしても、それが是か否かは、実はＡさんとＢさんとの関係だけでなく、Ａさんの生活全体を見なくては判断できないことでもある。

たとえばＡさんがパートで飲食店に勤めているとしよう。週３回、勤務時間は８時間だ。仕事は大体Ａさんにはこなせる範囲のものだが、週末にお客さんがたくさん訪れたり、クレームを付けるお客さんが現れたりすると、Ａさんのキャパシティを超える緊急事態となることもある。Ａさんは通常は一生懸命大人の人格で仕事をこなすが、そのような緊急事態では、時々意識や記憶が飛んでしまい、Ａちゃんの人格部分が出現するようになったとしよう。

もしＡさんのパート先で、Ａちゃんの出現がますます増え、それが明らかにＢさんとの付き合いにより触発されているとしたら、つまりＢさんといることで明らかにＡちゃんの「出癖」がついてしまい、Ａさんの仕事の害になっているとしたら、これは問題ということになろう。その場合はＢさんとの間でＡちゃんの出現を抑制するような何らかの手段を講じることが必要になるかもしれない。

ただしこのような形でパート先にも出始めたＡちゃんが、その後どのよう

にふるまうようになるかは，これもまたケースバイケースである。そのうちAちゃんが「成長」し，パートの仕事にも適応し，Aさんの役割を取って代われるようになる場合も，ありえないわけではない。また職場に理解ある人がいて，Aちゃんの相手をしつつ，時にはたしなめることにより，仕事中は出にくくなる場合もあろう。

　私の臨床経験から言えば，このようなケースでAちゃんがどんどんAさんのパートの仕事を圧迫するというようなことは皆無ではないにしても，かなり少ないように思う。私個人としてはそれを体験してはいない。AちゃんがBさんの前で「出癖」が付くことはよくあることだが，仕事にまでそれが侵食することは少ないようだ。むしろ家でAちゃんが出る機会があることは，仕事でAちゃんが出ることへの抑制になっていることが多い。そのような印象があるからこそ，Bさんの前でAちゃんがより多く出るようになってきているという話を聞いても，急いでそれをとめたりはしないのである。それに万が一Aちゃんが仕事の「邪魔」をすることが多くなったとしても，治療者やBさんがAちゃんとそのことについてまず話してみることが大事だ。それはAちゃんにおとなしく寝てもらうよう説得するよりは，より建設的な治療的介入といえる。

　ただしここで一言注釈を加えておきたい。恋人や治療者の存在が子どもの人格部分の出癖を生む場合，それがいわゆる「悪性の退行」を呈する場合がある。AさんがBさんと付き合うようになってから非常にわがままにふるまう人格部分Aちゃんが出てBさんを疲弊させる一方で，両親の前ではAさんは以前と変わらずにふるまうという場合がある。その際はAさんがBさんと付き合うという環境そのものが退行促進的であり，本人もそれを止めることができない場合が多い。もし同様のことがAさんと治療者との間で生じている場合には，治療の継続そのものを再考しなくてはならないであろう。

　このようにBさんがAさんにとって大切なパートナーである場合には，その関係を絶つという選択はそれほど簡単には取れないであろう。しかし長期的に見た場合にはAさんとBさんが安定した関係を築けない可能性も高く，そこにジレンマが生じる。そしてもちろんこの注釈は，解離性障害の患者さんにとってのみ言えることではない。境界パーソナリティ傾向を持つ人とパートナーとの関係一般に該当することなのである。

子どもの人格部分の成長という現象

　子どもの人格部分と出会い，かかわることのひとつの目標は，その子どもの人格部分の成長を期し，それを見届けることである。しかしこう書くと誤解を招くかもしれない。子どもの人格部分は文字通り「成長」するわけでもないし，何しろ実際には子どもはどこにも実在していないのだ。またメタファーとしての「成長」に限って考えたとしても，それを期待できない子どもの人格部分もいる。またやんちゃで周囲を混乱させる子どもの場合，周囲は成長するより先に「寝て」もらいたいと願う場合も少なくない。それでも当面の治療目標となるのは，子どもの人格部分が出現している限りは，それがより自律的になり，節度を持つようになるという意味で，成長を果たすということである。治療者やBさんがAちゃんと話し合うことで，Aちゃんの心境に変化が生じ，「Aさんのためには〜をしてはだめなんだな」と考えられるようになることを期待するわけである。

　ただしここにも悩ましい問題がある。Aちゃんは必ずしも主人格Aさんのために自分を律するべきだと考える保障はない。解離している人格部分が互いに利害を異にすることは，しばしば臨床上体験される。むしろAちゃんはAさんのために犠牲になるようなことは全く望まない可能性すらある。私の経験では子どもの人格部分の多くは主人格の「お姉さん」（そのように呼ぶことが多い）に対して一定の敬意を払う傾向にあるが，例外も多々あるようである。

　さて以上のことわり書きを前提とした上で言えば，子どもの人格部分は一般には時間経過とともに成長する傾向にあるようである。最初は言葉もおぼつかなかった子どもの人格部分が，やがてしっかりとした話し方になり，書く文字も「大人びて」いくというケースを見ることは多い。一般的には，その子どもの人格部分が比較的保護的なパートナーや，支持的な治療者との間で頻回に登場するうちにそうした成長が見られるという印象がある。子どもの人格部分が出てきた際に，私は名前と年齢を聞くことが多いが，実際に語る年齢が上がっていく（もちろん実年齢より速いペースで）ことが臨床上確かめられることもある。

　子どもの人格部分の成長がどのような意味で望ましいかは，あえて述べる

までもないであろう。成長により人格部分はそれが持っていたかもしれないさまざまなトラウマを克服し，言葉に表すことができるようになる可能性がある。すでに子どもの人格部分の出現そのものがある意味でフラッシュバックである，と述べたが，たとえ子どもの人格部分が，遊び専門の役柄のように見えても，それは遊びを幼少時に許容されなかったという意味でのトラウマを負った子どもの頃を表現しているという理解がおおむね正しいだろう（もちろんこのような目的論的な理解には限界があるということは常に認識しておかなくてはらないが）。

　子どもの人格部分が「成長」するということは，その環境が成長促進的，つまりは安全で支持的でかつ適度の刺激に満ちたものであることを示しているだろう。さもないとその子どもの人格部分は，それ自身が成立した時点，多くはトラウマの起きた時点に留まっていることになる。フラッシュバックとはいわば固定して自動的に再生されて，そこに創造性が介入しないような精神活動である。フラッシュバックが繰り返されるということは，精神が凍結されているかのように，成長することなくそこにとどまったままの状態であると考えられるのである。

　子どもの人格部分の成長の話をすると，しばしば患者の家族から次のような質問を受ける。「ということは，子どもの人格部分はどんどん成長して行って，やがて主人格のような大人になるんですね。」これに対して私はこう答えている。「理屈ではそうかもしれませんね。そしてそのような例も報告されています。でも大体そのうち姿を消してしまうことが多いようです。」実際に子どもの人格部分が思春期を経て成人するプロセスを私は追えたことがないが，それは私の臨床経験が不足しているせいかもしれない。しかし印象としては，子どもの人格部分はある程度年を重ねるうちに，その役割を終えて奥で休んでしまうようである。

　それでは子どもの人格部分をどのように成長させるか。そこに特別な技法はないのであろう。子育てに特に一定のテクニックがないというのと一緒である。治療者に十分な感受性や配慮があれば，あとは子どもの人格部分に遊びを通して自己表現をする機会を持ってもらうということで十分である。子どもの人格部分の言語表現が不十分であるだけ，非言語的な手法，つまりは箱庭，描画，粘土などを主体としたプレイセラピーが用いられることになろ

う。その過程で繰り返されるテーマが出現するとしたら，その子どもの人格部分はそれにより何らかの過去の体験を再現し，表現することで乗り越えようとしている可能性が高いと考えてよい。治療者は子どもの人格部分が安心して出て来てプレイセラピーにより自己表現をするというレベルにまで導くということで，仕事の半分は終わっているのである。繰り返すが，そこに特別な治療技法，テクニックが必要というわけではない。

　ところで私が臨床上よく用いる考え方に，「子どもの人格部分が出てくる際は，遊び疲れるまで相手をしてあげてはどうか」というものがある。実際子どもの人格部分は遊ぶことである程度満足し，その後ゆっくり「休む」という印象を受ける。この「遊び疲れ」のニュアンスは患者自身の表現にそのヒントを見出すことができる。人格部分の中には短時間で引っ込んでしまう人がいるが，彼らがしばしば眠気に似た疲労感を表現するのだ。あたかも彼らが持っているエネルギーに限界があり，一定時間でそれを使い果たしてしまうようなのである。

　この「疲れ」や「眠気」にどのような生理学的な実態が伴っているかは不明であるが，少なくとも彼らの主観としてはそう体験されるらしい。ということはやはり，子どもの人格部分が仕事中に飛び出してしまう傾向を抑えるためにも，しかるべき場（セラピーなど）でエネルギーを発散してもらうことが有効であると考えられるのだ。

子どもの人格部分が大人の情報を知っているということ

　最後に，子どもの人格部分の「子どもらしくなさ」に関してひとこと述べておこう。

　解離性障害の治療に携わるものにとって，子どもの人格部分と対面し，治療的な応対をすることは，治療者としてのキャリアの一つの里程標であり，少し大げさに言えば「帰還不能点 point of no return」というニュアンスすらあるように思う。多くの治療者が解離を扱うことで，他の臨床家から一種の色眼鏡で見られるということを体験する。「あなたもあちら側の人になってしまったんだね？」という憐憫の混じったまなざしを同僚から向けられることだってありうるのだ。身体のサイズとしては成人である子どもの人格部

分とプレイセラピーを行うことは，人格交代という現象を認め，受け入れることを前提とする。解離性障害を「信じない」立場の治療者にとっては到底そのようなかかわりは不可能だということになるだろう。

たとえ人格部分の交代現象そのものは認めたとしても，すでに述べた問題が頭をもたげる。「子どもの人格部分に『出癖』がついたらどうするのだろう？」「子どもの人格部分をそれとして扱うことで，医原性の人格交代を助長しているのではないか？」このように子どもの人格部分をそれとして扱うまでに治療者は2つの障壁を乗り越えなくてはならないのだ。

解離性障害の懐疑論者にとって格好の攻撃素材となるのが，人格部分同士の情報共有の問題である。子どもの人格部分との会話で時々不思議に思うのは，その語彙の思いがけない豊富さだ。子どもの人格部分はしばしば幼児期に特徴的に見られるような発語の障害を示す一方で，3歳の子どもの語彙にはないであろう単語が出てくることがある。たとえばある3歳（自称）の子どもの人格部分は，主人格で「お姉さん」が「自動車教習所」に行っていると語った。これなどは通常の3歳児にはない語彙であろう。ここで不慣れな治療者の頭にはまたあの考えが浮かぶ。「やはりこの患者は子どもの演技をしているだけではないのだろうか？……」「患者の演技に乗っている自分は，果たして治療者として振る舞っていると言えるのだろうか？」

しかしこれは，DIDの方の持つ記憶や情報ソースには，別の人格部分が時としてアクセスできるという以上のことを意味していないものと思われる。

以上，本章では特に子どもの人格部分に特化した形で，その扱い方について述べた。

第14章　解離に基づく非力動的な精神分析理論

　本書も終わりに近づいたが，解離の理論を中心にすえた精神分析理論はどのようなものになるのかについてこの章で論じたい。テーマとしては脳科学の話にいったん広げるが，最終的には解離の問題に集約することをあらかじめ申し述べておく。

脳の活動の可視化によりどのように心の理解は深まったか？

　フロイトが精神分析理論を提出してから1世紀以上が経った。その間に私たちは心の働きがどのように脳に対応しているのかを，視覚的に知ることが，かなりの程度まで可能になった。それが私たちの心の理解を一歩も二歩も進めたのは確かであろう。それはどのような意味でなのだろうか？
　歴史的にみてまず挙げられるべきなのは，1860年代のフランスのポール・ブローカ Paul broca による言語野の発見であろう。ブローカは生前頭部の外傷により言葉を失った人々の脳を解剖し，左前頭葉の後部（後のブローカ野）の病変を発見した。それにより言葉の機能と具体的な脳の部位との対応が明らかになったのである。しかしなぜかフロイトはそのブローカの業績に懐疑的であったとされる（Berker, 1986）。そのフロイト自身は，脳や中枢神経が，神経細胞と神経線維により構成されていることを発見した。若きフロイトは1878年にはヤツメウナギの脊髄神経細胞の研究を行い，1879，1881年にはザリガニの神経節を研究して，ニューロン（神経細胞）の発見者の一人として貢献しているのである。ニューロンの存在という考えはフロイトを夢中にさせたらしい。彼はニューロンを構成要素とした中枢神経系を考え，

それをもとに心の理論を打ち立てることを試みた。それが「科学的心理学草稿」（Freud, 1895）であったことはよく知られる。

　フロイト時代の脳科学の発展としては、脳波の発見が特筆されるべきであろう。ドイツの精神科医ハンス・ベルガー Hans Berger によって人間の脳波の存在が報告されたのは 1929 年であったから、まだフロイトが存命中ということになる。これにより脳の働きは非常に微弱な電気の活動として計測できることが明らかになった。程なくしててんかんは中枢神経系の疾病であり、その発作は、脳で起きている同期化した電気活動であることが判明した。それまでヒステリーの一部と考えられ、詐病と見なされたり、差別や揶揄の対象となったりしていた患者の一部は、初めて治療の対象とみなされるようになったのである。

　フロイトが脳波についてなんらかの言及をしたという話は聞かないが、もし十分な関心を向ける機会があったとしたら、おそらく彼が終生抱いていたリビドー論の一つの傍証と考えたのではなかっただろうか？　フロイトは前述の「科学的心理学草稿」では、神経細胞を ϕ と ψ の 2 種類に分け、それらの間をある種の「量」が行き来する様子を描いている。それをフロイトは、性的な興奮を伝える分泌物やエネルギー（リビドー）と考え、その動きを備給、充満、疎通などの表現を用いて論じた。しかしその実態を掴みあぐねていたことは、「草稿」が未完に終わっていることからもわかる。もしリビドーが脳波計に拾い上げられるようなある種の電気的な信号の伝達であるということを知らされても、フロイトはおそらく異存はなかったであろうと私は想像する。

　もちろん脳機能の可視化は脳疾患の局在化や脳波の検出にとどまらない。現在では MRI や CT の画像を心の動きに応じてリアルタイムで追うことすらできるが、その詳細を論述することは本章の目的ではない。

　脳の活動の可視化により臨床がどのように変わったのか？　脳科学の発展は基本的には臨床とは別個のものであるという立場もあるかもしれない。しかし私の考えでは、患者の訴えがそれだけ症状として認識される傾向が高まったものと考える。それは裏を返せば、患者の訴えを、偽りや誇張を伴ったものと捉えることへの反省が促されたということでもある。脳科学の所見がそのような流れを促した具体例は数多くあるが、私はその中から次の 3 つ

を取り上げて論じたい。

　1つは統合失調症に見られる幻覚の訴えである。私たちはともすると幻覚体験を患者の心が作り出したものと考え，その訴えにあまり信憑性を見出さない傾向にある。しかし幻聴の際，後頭葉の一次聴覚野の脳波に変化が見られ（Sperling, et al., 2002, Rohpohl, et al., 2004），血流量が増加していることを示した研究がある（McGuire, 1993）。すなわち脳の活動のレベルでは，幻聴体験と実際の聴覚体験には高い類似性があり，幻聴をリアルに感じること自体は正常な主観的体験とも言えるのである。幻聴は少なくとも患者が勝手に想像して作り上げた架空の体験ではないのだ。

　2つ目の例は，いわゆるプラセボ（偽薬）効果に関するものである。プラセボを投与することで痛みが軽減されたり除去されたりするという現象が生じた場合，私たちはそれもただの主観的な体験であり，「気のせい」にすぎないと考えるかもしれない。しかしプラセボ効果が生じている際の脳においては，鎮痛薬が生じているのと同様の活動がみられることがわかっている。fMRI（磁気共鳴機能画像法）による研究では，プラセボ使用時には皮質の特定の部位（背外側前頭前野，側坐核），皮質下のいくつかの部位（扁桃核，脳下垂体，脳幹），脊髄のレベルなどで変化がみられる。それらの部位の活動はオピオイド拮抗薬のナロキソンで低下するため，プラセボ効果にはオピオイド系の脳内物質が関与していることが示されている。その中でも特に側坐核の活動の亢進と痛みの抑制が関係しているとされる（Eknoyan, et al., 2013）。

　第3の例は，DID に関するものである。同障害においてみられる異なる人格部分については，臨床場面でしばしば演技や誇張ではないかとの疑いを持たれる。しかし同障害に関する脳波コヒーレンス解析によれば，異なる人格部分の際の脳波コヒーレンスは低値を示し，役者を用いて異なる人格部分を演じた場合とは明らかな差がみられたという（Hopper, et al., 2002）（ちなみに脳波コヒーレンスは，脳の2つの部位の間にどれだけネットワークの関連性が成立しているかを知る手掛かりとなる検査である）。

　これらの研究は，人が「気のせい」とか「〜のふりをしている」ということの意味を一から問い直すことにつながるだろう。そしてそれが示唆することはおそらく，私たちはこれまで以上に「患者の主張をそのまま受け止め

よ」ということである。もちろんそれは「患者の訴えを鵜呑みにせよ」ということではない。「患者の訴えを額面通りに受け取らずに，背後にある意味を追及せよ」という姿勢が行き過ぎてはならないということを教訓として示しているのである。

ところで私には，脳の活動の可視化ということが，今述べたこと以上に心の理解に大きな貢献をしたかはよくわからない。脳に心が宿っているという確かな証拠を示してくれたこと，そしてその機能がかなりの程度局在化しているということを教えてくれたことは確かであるが，そのことはフロイトの時代にはある程度予測がついていたことであろう。患者の訴えに耳を傾けることの重要さの認識には，精神分析全体に流れるある潮流の変化が関係しているという印象を同時に持つのである。そしてそれは近年のトラウマへの関心の高まりとともに，その傾向を増しているという印象がある。

ハードウェアとしての脳を知ることで無意識の在り方はどのように変わるか？

『脳科学と心の臨床』（岡野，2006）の冒頭部分で，私は「ハードウェアの摂理」という概念を提出した。つまり脳は生理学的な組織というハードウェアでできており，その細部がそれぞれ重要さを持っているということだ。そのどの一部が欠けても，脳はその機能を保つことができなくなる可能性がある。そのような制約なしに心は成り立たないというある種の運命を，私たちは受け入れなくてはならないというのが，この「摂理」の意味である。

これは，たとえば心を霊魂のようなもの，形のないものと考える傾向とはまったく逆ということになる。人は霊魂やヒトダマやエクトプラズムの内部にハードウェアとしての微細な構造を考えるだろうか？「ヒトダマの内部構造はどのような仕組みになっているのだろうか」というような発想を私たちはそもそも持たないのだ。私たちが想像により生み出すものはたいてい均質で，細かい内部構造を持たない。そこでは「ハードウェアの摂理」は存在しないのだ。

ここで私たちが現在持っているハードウェアとしての脳についての知識を総括してみる。そこから精神分析とのつながりも見えてくるであろう。私た

ちは脳の大まかな構造をすでに知っている。それは大脳皮質と皮質下のさまざまな領域，つまり大脳辺縁系といわれる部分，大脳基底核，脳幹，小脳，脊髄などである。これらの活動を知ることにより，私たちは無意識についての考え方を大きく変える必要に迫られることになる。私は特に以下の3点に注目したい。それらは，①無意識における扁桃核の働き，②無意識における報酬系の働き，③意識と自律性，である。これらについて以下に順を追って論じたい。

①無意識における扁桃核の働き

脳の第1の機能は，情報を統合して全体的に判断し，目の前に示された選択肢について，いわば「イエスかノーか」を即決するということである。生命体は目の前の事態に対して，しばしば2つの正反対の選択肢のうちの一方を選ぶことを余儀なくされる。戦うか逃避するか，飲み込むか唾棄するのか，番うか拒絶するか，といった選択であり，その結果が自己の存亡に直結する場合が少なくない。そしてその正確かつ適応的な判断および遂行を可能にしているのが，脳の情報処理システムである。

フロイトは無意識を，さまざまな欲動のうごめくところと理解したが，情報処理のシステムとしてみた脳にとっての無意識は，膨大なバックグラウンド処理やそれに基づく心身の自動制御といった，きわめて地道な役目を果たしていることになる。それを主としてつかさどるのが大脳皮質，視床，扁桃核，大脳基底核などの部位である。

脳における情報処理の第1のプロセスは，知覚情報の感覚器官を通しての入力である。その情報は大脳皮質の一次感覚野という部分で処理され，それが視床に集められたのちに高次の皮質のレベルに上げられ，最終的にそれが扁桃核に送られることで，「イエスかノーか」の判断が下される。その視床から扁桃核に至る経路には2つあることが知られている。1つは「速い経路 low road」と呼ばれるもので，大脳皮質を介さずに扁桃核に直接連結している。もう1つの「遅い経路 high road」は前頭葉を経由した後に扁桃核に行きつく。

この2つの経路の働きの違いは明確である。前者は現実のおおざっぱな評価のためであり，後者はより詳細な評価のためだ。たとえばクモのおもち

ゃをいきなり投げつけられたとする。さっそく「速い経路」が働き，飛んでくる「黒く何本かの足のある物体」は視床レベルで「クモである」と認識されて扁桃核に伝達され，たちまち闘争・逃避反応が発動する。これは上位の皮質を介さないために無意識的なプロセスだ。そして一瞬遅れて「遅い経路」を経て前頭葉で「実はゴムでできた本物そっくりのおもちゃのクモだ」と認識され，その情報が扁桃核に伝わることで発動を始めていた闘争・逃避反応にストップがかかるのである。

　以上の扁桃核の働きの解明に貢献したのが神経学者ジョゼフ・ルドゥである。そしてこのルドゥ（Ledoux, 1996）の２つの「経路」の図式は，私たちの行動が無意識レベルでのさまざまな刺激に左右されている可能性を示している。「速い経路」に示される視床から扁桃核への入力は，意識レベルでの判断を待つことなく私たちに行動を起こさせるのだ。この「速い経路」を伝わる情報は，さまざまな恐怖の対象であるばかりでなく，過去のトラウマ記憶やそれを呼び起こすようなあらゆる感覚情報である可能性がある。そしておそらくはここに過去に快楽的な体験をもたらしてくれた情報も入ってくる。私たちの行動はそれらのさまざま影響下にありつつ，しかも意識レベルで十分にそれを把握できない可能性がある。つまり，私たちが自分の行動を説明するとき，実はそれは明確な理由がわからずに行動の後追いをして，理由づけをしている可能性があるのだ。分離脳の実験（ここでは説明を省略するが，岡野，2013 年を参照）がそのことを伝えてくれている

②意識における報酬系の働き

　この②については，歴史的には 1954 年，オールズとミルナーによる快感中枢の発見が大きな意味を持っていた（Olds, et al., 1954）。フロイトがあと十数年長く生きていたら，この発見のニュースを聞いて非常に驚くとともに歓迎したであろう。それはある意味でこの発見がフロイトの「快感原則」に生物学的な根拠を与える形になったからである。

　快感中枢は報酬系とも呼ばれ，刺激をすると快感を覚えるような脳の部位である。中脳被蓋野（VTA）から側坐核に至るドーパミン経路（MFB，A-10 神経などとも呼ばれる）がそれに相当する。当時のオールズらのネズミを使った実験では，最初からそのような部位が脳内にあることが想定され

てはいなかった。たまたまその部位に電極の針が刺ささると，ネズミはそれこそ寝食を忘れて電極を刺激するレバーを押し続けたのである。

こうして動物は，そして人間は最終的にこの快感中枢が興奮するような思考，行動をするように定められているという理解が得られた。それまでの心理学では，人はもっぱら不快の回避という動機づけを有していると信じられたが，そうではないこと，人間の脳がフロイトの「快感原則」に従うような装置を持っていたことが，オールズらの発見で明らかになったのである。

ただしこの快感中枢の発見は，ある意味ではフロイトの図式を否定することにもなった。フロイトはリビドーの鬱積を不快と捉え，人にとっての快感はそのリビドーの解放と考えた。しかし実は快感は A-10 と呼ばれるドーパミンニューロンの刺激に過ぎないということが明らかになったからだ。これにより人間の動機づけ，動因に関する研究は，フロイトのリビドー論を離れて一気に広範囲にわたるものを考えることとなった。

③意識と自律性

脳科学の進歩は，私たちの意識的，無意識的活動についての基本的な考え方を変えつつある。通常，私たちは，自分たちの意識は自発的な決定を下すことができる，という考えを持つ。ところがこの半ば自明と思われる考えについても，その信憑性が問われる発見がいくつかあった。その一つがベンジャミン・リベットの実験である（Libet, 2005）。

リベットの実験をごく簡単に紹介しよう。彼は被検者に適当なときに指を動かしてもらい，指を動かそうと決断した瞬間を特殊な装置を用いて記録した。すると**決断した瞬間の約 0.5 秒前に，すでに脳波の動きが見られること**を発見したのである。この場合当人はあくまでも主体的に自分自身が指を動かす瞬間を決めたという体験が伴っていたのである。

この実験は，私たちが意図的，自律的に行っているつもりの思考や行動の大多数について，それが無意識においてサイコロが振られる結果として生じている可能性を示すことになった。また私たちが自分たちの発言や行動の根拠を探り，理由づけをすることの意味が，フロイトの時代に比べてはるかに少なくならざるを得なくなったことを示しているのである。

これまで述べたことから，現代的な脳科学に照らした際の無意識は，そ

れ自体が従来に比べて大きく様変わりをせざるを得ないことがわかるだろう。無意識は意思決定されるべき案件の候補を意識野に絶えず送り込んでくる。そのかなりの部分が気がついたときにはすでに行動に移され（エナクトされ）てしまう。意識はそれを事後的に理由づけしたり，その直前に押しとどめたりすることくらいしかできない（リベットは，意識の仕事は「却下する」ことくらいしかないと述べている）。

現代の関係精神分析の論者ドンネル・スターン（Stern, 2009）やフィリップ・ブロンバーグ（Bromberg, 2011）らによるエナクトメントの研究（本書の第5，6章を参照）は，このような現代的な心の理解に即したものということができるだろう。

解離の病理を説明する非力動的，離散的な精神分析理論

現代的な脳科学の理解に基づき心の理論を考えた場合に浮かび上がってくるのが，解離の機制を中心に据えた精神分析理論である。それを私は「非力動的，離散的な精神分析理論」と表現したい。この「非力動的」という表現は，抑圧の機制に基づいた精神分析理論（力動的な分析理論）との区別を明確にするためである。また離散的（不連続的），とは心のあり方が本来はまとまりを欠き，ばらばらに生じる傾向にあるという性質を強調している。これらの性質を備えた心の理解から，解離の病理がよりよく説明されると私は考える。

フロイトの心の捉え方は，意識内容と無意識内容を，抑圧のバリアーにまたがった一つの力動的な連続体と見なすというものであった。そこでは無意識の内容は意識化することが苦痛であるために抑圧されたものであり，それは症状や機知，言い間違え，夢の顕在内容などを通して，意識野に表れると考える。そしてその前提に立ち自由連想法や夢の報告に解釈を与えることで，無意識内容を明らかにするという治療的な手続きが考えられたのである。

しかし私たちがこれまでに見た脳の機能は，フロイトの見解とは相当異なる無意識の在り方を示している。本章ですでに見たとおり，私たちの脳の主要な働きは情報処理であり，その大部分は無意識的に行われる。また心の在り方は扁桃核や報酬系の働きに大きく規定されるものであるという事情も見

た。さらには私たちの意識的な意思決定が，実は無意識に基づく言動の後追いであるという理論も紹介した。

その結果として人間の言動はかなり予想困難で一見恣意的なものとなる。それは抑圧という機制により無意識レベルでその根拠を与えられているとは限らず，無意識において忽然と生じ，意識野とは本来は隔絶（解離）された独自の振る舞いをする可能性がある。

以上の説明をもう少しわかりやすくするために，あるファンタジーA，Bを想定してみよう。自由連想においてAが自然と意識野に生まれ，それが語られたとする。またそれに続いてBが自然と想起されたが，こちらはその瞬間に不快感が生じたために，患者はそれを心の中で打ち消し，また語らない選択をしたとしよう。よくある自由連想の一コマを切り取ったものにすぎない。

古典的な精神分析モデルにおいてはこのプロセスをどう考えるだろうか？　ファンタジーAが語られ，Bが語られないことについての無意識的な意味を理解しようとするであろう。AやBが表現しているのは，どのような無意識内容なのかが問題となる。またAとBとの無意識レベルでの関連性についても大きな関心を向けることになる。

しかし現代的な脳科学に従った心のあり方の理解は，それらの試みに従来ほどは意味を見出せないことになる。まずAが何かからの連想により生じたのでもない限り，それが生まれた理由は特定できないことが多い。そこにあまりに多くの無意識的な要素が介在するためである。そしてそれを語ることがなぜ報酬刺激となるかについても，多くの場合不明であろう。報酬系が何により刺激されるかについてもあまりに個人差が大きく，それ自体が偶発的な要素により左右されるからだ。

またファンタジーBに関しても同様である。なぜそれが打ち消されたり，語られなかったりしたかについてもさまざまな事情が考えられる。Bの想起が扁桃核への刺激となった可能性があるが，それは何らかのトラウマを思い起こさせるような刺激に由来するのかもしれないし，また幼いころから嫌悪すべき何らかの刺激との関連で想起を回避され続けてきたものかもしれない。これについてもその無意識的な動機を知ることは多くの場合に非常に困難となる。

さらにはファンタジーAとBの関係はどうだろうか？　両者には関連性が存在するかもしれないし，しないかもしれない。脳ではさまざまな部位で同時並行的な情報処理が行われる。そしてAとBとの間に連続性や因果関係が常に存在するとは限らないのである。

　心は常に首尾一貫した法則に従っているわけでは決してない。無意識の働きは扁桃核や報酬系の影響を受け，その結果として意識内容と無意識内容は不連続的（「離散的」）で，多くの場合非力動的な関係しかない，すなわち両者に力関係を想定できない場合の方がより現実に近いだろう。無意識に生じるさまざまな動きの中でたまたま突出したものが，AやBのような形で意識に上る。そしてそれがさらにファンタジーや行動を生み出すことで，治療場面はさまざまな行動化やエナクトメントに満ち溢れることになる。

　心が非力動的，離散的な在り方をする，という私の主張は以上のような根拠に基づくが，この意味での非力動的な心の在り方は，フロイトの同時代人のピエール・ジャネの頭にあった。ジャネの理論によれば，心は意識 conscience と下意識 subconscience（両方ともフランス語表記）に分かれる。意識は統合と創造に向けられた活動であり，下意識は過去を保存し再現する活動である。通常はこの2つは独立しつつ協調しているが，現在の体験を形作るのはあくまで前者である。そして解離状態については，統合と創造の方が減弱している状態として説明する。この状態がヒステリーに相当し，そこでは「心理自動症 automatisme psychologique」が発揮されるのである。

　このようにジャネは，下意識を意識とは基本的に独立した自律性を持つものとして捉えている。それが意識活動と協調する形で創造的な活動が成立するというわけである。精神分析において抑圧の理論と同時に，あるいはそれとは別に解離の概念を用いた理論家は，多かれ少なかれそのような非力動的，離散的な考えに親和性を持っていたということができるであろう。それらはフェアバーンやウィニコット，そしてサリバンなどであった。

　そのなかでサリバンは「自分でない自分 not me」という表現で，解離された自己の在り方を表現し，理論化した点で特筆に値する。彼の「よい自分 good me」，「悪い自分 bad me」そしてこの「自分でない自分」という概念化にそれが表れている。最初の2つはおそらく多くの人が日常的に体験しているであろう。自分という存在に対する意識が，2つの対照的な自己イメ

ージに分極化するという体験は，程度の差こそあれ，私たちの多くにとってなじみ深いはずである。自分の力を順当に発揮でき,「自分は結構やれるじゃないか？」と思えるときのセルフイメージ（「よい自分」）と「自分って全然だめだな」と思う時のセルフイメージ（「悪い自分」）とは，しばしば他人の評価により反転する形で体験されることがある。

　それに比べて「自分でない自分」は，むしろ非日常的でしばしば病的な形で現れる。その時の自分があたかも別の世界に逃げ込んでいるような状態，苦痛や恐怖や屈辱のために心をマヒさせるような形でしか，その体験をやり過ごすことができないような状況において出現するのだ。

　この「自分でない自分」は「深刻な悪夢や精神病的な状態でしか直接体験できず，解離状態としてしか観察されない」とサリバンは考えた（Sullivan, 1953）。この時の体験は，それが深刻な苦痛が伴うために決して学習されず，またより原始的な心性のレベル（彼のいう「プロトタキシック」，「パラタキシック」なレベル）でしか体験されないとしたのである。

　現在では，このサリバンの「自分でない自分」の概念は，トラウマや解離の文脈で再評価されるようになってきている。精神医学，心理学においてトラウマによる心の病理が再認識され，臨床家の注意が向けられるようになったのはここ30年ほどのことである。30年というと非常に長いという印象を与えるかもしれないが，その中で精神医学的，精神分析的な考え方が徐々に変革を迫られていることを考えると，その動きは激動に近い。

　本章の1.で私は「患者の声を受け止めよ」というスローガンめいたことを書いた。フロイト以後の脳科学の発展が示すことは，従来は周囲の人々が「気のせいではないか？」「そのように言うことで他人を操作しようとしているのではないか？」と勘繰ったような患者の証言が，はるかに信じるに足ると考える根拠を与えてくれていた。そしてそれはトラウマについて語る患者の話に真摯に耳を傾けることにも通じるのである。

　この事情は解離の理論についてもそのまま当てはまる。「自分でない自分」に由来する体験はしばしば荒唐無稽で，一見信憑性を欠く。人格部分の交代現象は，その際たるものといえよう。

　ところで現代の精神分析理論においては，解離の議論はすでに先鞭がつけられている。フィリップ・ブロンバーグ，ドンネル・スターンなどにより解

離の概念を主軸にした精神分析理論が提唱されている。ただし歴史的に見て，精神分析の世界では解離は分が悪かった。それはフロイトが解離という現象自体を信用せず，またジャネとのライバル意識から解離を抑圧の一種に過ぎないという，いわば解離現象を矮小化したような見方に固執してきたという歴史がある。それが今大きく変わろうとしている。

おわりに──治療論に向けて

離散的，非力動的な心の在り方を受け入れた場合の私たちの治療はどのように変わるのか。ここでは治療論の詳細を論じる余裕はないため，ひとつの仮想的な状況を考えたい。

第5章で用いた例と同じモチーフで，ここでも考えてみよう。ある中年女性が，長年連れ添ったパートナーとの関係について思いをめぐらしている。彼女の心の中では，「パートナーと別れたい」という気持ちと「やはり一緒に居たい」という2つの異なる気持ちが交互に訪れ，そのことに自らが当惑している。この場合，ひとつの捉え方は，それらの一方について，他方の防衛としてとらえることである。たとえば「別れたい」という気持ちがあるからこそ「一緒に居たい」という気持ちが湧くと考えるのだ。それは「別れたい」という気持ちが不安を呼び起こすからかもしれないし，後ろめたさや罪悪感を招くからかもしれない。また「一緒に居たい」という気持ちが「別れたい」という気持ちを生むこともある。たとえば一緒に居たいという願望が最終的に相手に裏切られることへの恐怖を引き起こし，予防線を張るという場合である。またそのような願望を持つ自分を何らかの理由で許せないからということもあるだろう。このように力動的な考え方は，現在意識化されている願望の裏を同時に理解することでその真の意味を理解することを目指す。

他方離散的な心のとらえ方は，そのような2つの矛盾する思考や願望の力動的な関係の可能性を否定はしないが，それ以外の関係のあり方にも開かれている。人の心にはさまざまな互いに矛盾する内容が存在し，それが解離されている場合には，そのお互いを認識し合えないこともある。パートナーと普段は「一緒に居たい」と感じていても，何らかの理由で「別れたい」と

いう気持ちが生まれることもあるのだ。その理由は不明であることも少なくない。相手に言われた一言，しぐさ，失望，あるいはふと生まれた嫌悪感が関連しているかもしれないし，相手の振る舞いが昔のトラウマを呼び起こしたのかもしれない。いろいろ考えてみても，その理由づけや解釈は往々にして早計であったり，的外れであったりする場合も少なくない。それゆえ，治療者はまず患者の心に生まれるさまざまな思考や願望の存在を認め，受け入れ，必要に応じて治療者がどう受け取ったかを患者に返していく。その意味で治療の中核は，患者の中に起きている解離した心的内容の共存を許容し，非因果論的な結びつきを強化することに貢献すること，といえるかもしれない。患者の頭の中のひとつの思考は，矛盾するさまざまな思考と，解離しつつ共存しうる。心の自然な姿，左脳による理由づけを経る前のあり方とは，本来そういうものだ。治療者は臆断をできるだけ排しつつ，それらの心的内容の共存や結びつきを深めることに貢献するべきであろう。

　ここでは解離している心的内容の間の結びつきを深める，という言い方をしているが，より脳科学的な表現をするならば，それは脳の中のネットワークの結びつきを深めると言い換えてもいい。脳とは巨大な神経ネットワークである。それらの中で疎遠になっていたり疎通性が悪かったりするネットワーク同士のシナプスを強化すること，それが治療の根底にあるといっていいだろう。またこれは精神分析的な用語でいえば，サリバンの理論に見られる「自分でない自分」を心の舞台に取り戻すことであろう。「自分でない自分」はおそらく幼少時に心の主要部分とのつながりを放棄し，あるいはそれを絶たれた迷い子のような存在なのである。その部分を救い出さなくてはならない。

　同時に私たちが警戒しなくてはならないのは，私たちの持つ理由づけ，「解釈」を優先する傾向である。もちろん解釈が「AとBが共存し，何らかの意味で関連している」という程度の意味で用いられるのであれば，それは治療的な意味を持つであろう。そうではなくて，解釈が「AがBを生む」という力動的な因果関係を過剰に持ち込むとしたら，それは要注意である。フロイトが考えていた心の在り方はきわめて因果論的，目的論的であった。夢の象徴解釈などはそれの典型といえる。従来の精神分析理論はそのようなフロイトの世界観に由来するものであったが，先ほど述べたように，脳の在り

方は，離散的，そして非力動的なのである。

とはいえ非力動的な捉え方は，思考や行動の間の因果関係や力動的な関係を排除することとは無論異なる。解離した心的内容には，その背後にトラウマ的な事情が多くの場合うかがえるのもまた事実だからである。また抑圧や否認，反動形成といった防衛機制が私たちの心に存在することも確かなことである。問題は私たちが心の内容に性急に意味づけを行う傾向なのだ。だからこそあえて「非力動的」であることを目指すことは，そのような治療者自身の心の性急さや知性化傾向に対する監視を怠るまいという戒めとなるのである。

付章　気になる解離の論客たち

　この最後の章では，最近解離の研究分野で特筆すべき研究者及び臨床家について，彼らの著述の一部を紹介しつつ論じたい。

ポール・デル先生

　ポール・デル Paul Dell 先生はアメリカの解離研究における大変な論客である。第1章で紹介したアラン・ショア先生と同様，博識かつ精力的な活動を続ける人だ。彼は数年前に米国で発刊された解離性障害のエンサイクロペディアとでも言うべき書 "Dissociation and the Dissociative Disorders: DSM-V and Beyond"（Dell, O'Neil, 2009）の編集者でもある。ちなみにこの書は 860 ページからなる片手では持てないほどの大著であるが，米国の解離研究の層の厚さを見せつけるような内容になっている。

　その書の第 15 章 The Phenomena of Pathological Dissociation（p.225〜237）で，彼は解離性障害について独自の理論を展開しているので紹介したい。彼は，解離の本質は，侵入体験だ，と主張しているのである。少し具体的に見てみよう。

　「解離については，スイッチングとか健忘障壁とかがしばしば論じられ，それが解離の根本的な症状みたいに言われているが，そうではない。病的解離で一番特徴的なのは侵入体験 intrusion experience なのだ。」

　なるほど。私にとって解離はスイッチングの現象である。そのスイッチングの中でしばしば起きるのが，「させられ体験」であったり，幻聴を聞いたり，という突然の侵入体験なのである。デル先生は，DSM の診断基準は健

忘にこだわりすぎているという。健忘があり，誰かがその間に完全に入れ替わっているという条件を満たさないと DID ではないというわけだ。ところが実際の解離体験では，侵入体験や幻聴体験などの意識化される体験に対して，健忘を伴う体験は 100 分の 1 だ，とさえ主張している（p.229）。その上で彼は解離症状には 23 の主観的体験があるといってリストアップしている。

　デル先生の言い方をもう少し追加するとこうだ。「病的解離を主観的に体験される症状としてみると，『意識を失うこと』はそれには該当しない。敢えてそれに相当するものを挙げるとしたら『ふと，我に返る』とか『知らない間に何かをやっていたという痕跡がある』ということだ。」これもその通りという気がする。

　彼は主観的な症状に従って解離体験を以下のようにリストアップしている。1. 一般的な記憶の障害，2. 離人体験，3. 非現実体験，4. トラウマ後のフラッシュバック，5. 身体化症状，6. トランス，7. 子どもの声，8. 二つの人格部分が会話したり言い争いをするのを聞くこと，9. 脅迫的な声が乱暴なコメントをしてきたり，脅したり，自己破壊的なコメントをしてきたりする，10. 言語挿入 speech insertion（意図しない，あるいは自分のものと感じられない発語），11. 思考挿入，思考奪取 thought insertion, withdrawal（シュナイダーの一級症状と似ているので，英語表記もあわせて記載しておく），12.「させられ」ないしは侵入的な感情，13.「させられ」ないしは侵入的な衝動，14.「させられ」ないしは侵入的な行動，15. よく知っているはずの知識や動作が一時的に失われること，16. 自己の変化の不快な体験（急に自分が小さい子どものようになった感じがする，など），17. 自己への深刻かつ慢性的な躊躇 profound and chronic self-puzzlement，18. 時間を失うこと，19. 我に返ること，20. フーグ（遁走），21. 記憶していなかったことについて他の人から語られること，22. 自分の持ちもの中に見られないものを発見すること，23. 自分がやったらしい行動に関する証拠を見つけること。

柴山雅俊先生

　柴山雅俊先生は私の頼るべき先輩であり，解離研究の同僚であるが，彼の

『解離の構造』（岩崎学術出版社，2010年）は非常に評価の高い研究書である。かつて私はこの彼の代表作について書評をする機会に恵まれた（「こころの科学」2011年2月号に掲載）。けっこう感動しながら書いたことを思い出す。ここでぜひ紹介しておきたい。

　本書を読みながら，なんどもため息をついた。著者柴山雅俊氏の巧みな筆致とそれを裏付ける豊富な臨床観察。どちらかというと難解な文章ながら，知的で空疎なそれでは決してない。注意深く読み進めることで，私が知らなかった世界のページを次々と開いて見せてもらっているという感覚を持つ。ふと新人のころ，安永浩先生，内沼幸雄先生などの著作に触れた時の感激を思い出した。安永先生はいみじくも，氏が深い敬意を表している精神病理学者であるが，評者も若き日には彼の精緻な言葉の積み上げにより構築された建造物のような彼らの文章にわくわくして向かったものだ。私が昔から身近な先輩として敬愛していた柴山先生が，今やそのような著述を提供する立場にあるということは，さすがに時の流れを感じる。

　特に秀逸なのは，文中にふんだんに織り込まれている症例の数々である。もう30年近くも前のことだが，似顔絵の名人でもある氏が即興で，共通のあらゆる知人の似顔絵をサラサラ描いて見せてびっくりしたことがある。そのときに氏は，「人を見るときにすでに絵をかくモードで見ている」，とか説明されたのを思い出す。彼は患者さんと会っている時も，それをどう記述し，描写するかという視点を常に持ち続けているということなのだろう。

　以下に本書を少し具体的に見てみる。
　第Ⅰ部「解離の症例」は氏の比較的初期の業績（1992年，1996年）も収められているが，症例の記載はきわめて詳細に及び，そのスタイルはすでにほぼ完成されていたのがわかる。彼の研究の主題のひとつである，離隔と区画化という分類もすでに明示されている。
　第Ⅱ部「解離性障害の症候学と構造」は，氏の解離理論の真骨頂といえる。これはいわば解離性障害の詳細なアナトミーともいえるだろう。氏は，解離性幻聴，幻視，体感異常，時空的変容などについて詳しく分

類し，症例を掲げる。その手際のよさは見事というしかない。たとえば解離性幻視をとってみれば，外界出現型，表象幻視，体外離脱型幻視に分類され，その中の表象幻視をとってみれば，それは，形式による分類では，促迫型，白昼夢型，そして内容による分類は，空想型，記憶型，偽体外離脱型に分かれる……といった具合である。これほどの類型化を明確に行っている解離論者を私は寡聞にして知らない。私が氏の学術的レベルは国際的にも十分通用すると思うのは，特にこの第Ⅱ部におけるこれら記述である。

　第Ⅲ部「解離性障害と統合失調症」は章としては短いが，本書の中ではきわめて重要でかつポレミックな内容を持つ。というのもこの章は，氏が解離性障害との関連で，統合失調症概念について持っていたさまざまな疑問を改めて明示しているからである。そのなかでも初期統合失調症概念と解離性障害との関連についての議論が最も重要な位置を占めている。

　初期統合失調症の概念は，日本の精神病理学の泰斗とも言える中安信夫先生により30年ほど前に提唱されたものであるが，多くの点で解離性の症状との異同について考えさせられる疾患概念であることについては，かねがね氏と評者は意見の一致を見ていたのである。柴山氏は中安氏の同概念が事実上解離障害と多くの点で重なるという事情を指摘し，それが疾患概念として妥当なものかについて問うている。中安氏がその精神病理学的な論述をかつて丁寧に行っていることもあり，それに対する著者の論駁も極めて詳細である。これについては，ぜひ中安氏の側からの詳細な反論を期待したい。精神病理を志す多くの人たちがそれを望んでいるであろうし，議論がいかなる方向に向かおうとも，精神病理学にとって生産的な素材を提供してくれるであろう。

　第Ⅳ部「解離の治療論」では，長年東大病院の入院治療に携わった氏の臨床経験に基づいた治療論が開陳される。第1章「総論」には，「三つの私」への精神療法的接近として，解離という現象に戸惑い，不安を覚えている患者への説明を行うことの効用について論じられている。また回復への二つの経路としての，眠りと目覚めという概念も，森山公夫先生からの影響という点で興味深い。第2章「解離とボーダーライン」

では，両者の鑑別という点も含めて，現代の境界性パーソナリティ障害を，「ボーダーライン心性」と解離心性との合併状態として整理している。

　第3章「交代人格の治療論――『包む』ことと『つながり』」は簡潔な章であり，また氏の治療観が一番よく表れている。そこでは患者にある種の包み込む環境を提供し，また三つの自己についての説明，つまり一種の心理教育を丁寧に施すことにより治療を進めるという方向性が示されている。これも柴山氏独自の治療論と言えるだろう。

　私は氏の解離理論は，わが国における解離研究を一挙にその高みに上らせたと考えている。それはおそらく氏が本来この分野の研究を極めるような運命を担っていたのではないかと思えるほどに深い洞察を与えてくれていると思う。ただし氏がしばしば公言するように，彼の中心的な関心は，人格部分の多重化現象の病理，すなわちDIDには必ずしもない。同障害についての治療論の詳細を期待した読者がいたとすれば，本書の内容とは多少のずれを感じたかもしれない。

　本書が解離性障害を持ち，あるいはその臨床に携わる人々に広く読まれることを期待する。

野間俊一先生

　解離は精神病理学の世界でも最近取り上げられることの多いトピックである。その分野での代表的な論客といえば柴山先生とともに，野間先生の名前を上げなくてはならない。以下は彼の代表作である『解離する生命』（みすず書房，2012年刊）に向けた書評である。

　　『解離する生命』は野間俊一氏の渾身の論文集である。氏が巻末でこの書を上梓する経緯を語っている通り，本書は首尾一貫したテーマで書き上げられたものではなく，氏がさまざまな刊行物に発表した過去数年の論文の集積である。それだけに氏の幅広い関心を知ることが出来て興味深い。しかしこの論文集は決して離散的なわけではなく，いくつかの

中心テーマがその底流として流れている。それが氏独自の概念である「解離ポジション」であり，ハイマートであり，それらを支える幅広い哲学的な素養であるといえる。

　本章の構成を簡単に紹介する。全体は二部からなり，「第Ⅰ部　解離の諸相」は主として解離に関する論文，「第Ⅱ部　生命の所在」では食行動障害，境界例，その他の考察に関する論文が収められている。

　「第一章　存在の解離」ではさっそく解離ポジションの概念が提示され，それが現代を特徴づける「存在のあり方としての解離」を説明する上で欠かすことのできない心的機制として説明される。「第二章　瞬間の自己性」では，自己存在を全的に受容するファクターとしてのハイマートの概念が提出される。「第三章　否定の身体」ではメルロ・ポンティの概念から「生きられる意識」と「意味の意識」を抽出し，その両者の乖離として解離現象を説明する。「第四章　飛翔と浮遊のはざまで」ではハイマートの概念をさらに展開し，木村敏のイントラフェストゥムの概念と対置されるべき「コントラフェストゥム」において遠ざかる生命性としてそれを位置付ける。「第五章　流れない時間，触れえない自分」では現代における発達障害の増加をハイマートの喪失という観点から論じる。

　第六章以降が第Ⅱ部であるが，この章「交感する身体」では摂食障害を境界例との対比で論じ，摂食障害を主体的自己を身体から切り捨てる試みとする。「第七章　愛のキアスム」では摂食障害を「人格部分的自己の肥大に対する生命的自己の暴走」と理解する。「第八章　二重の生命」では，摂食障害と境界性パーソナリティ障害との違いについて再び論じ，身体のあり方の比重が「ひとびと性」に置かれるか，「われわれ性」に置かれるかによる違いとする。「第九章　空虚という存在」は解離や境界例にとって普遍的なテーマともいえる自傷行為を解離ポジションやハイマートの観点から論じる。「第十章　置き換えられる身体／置き換えられる生」は，「臓器移植精神医学」という分野に携わった氏ならではの章であり，この分野が精神病理学的にどのように扱われうるかの好例と言えよう。「第十一章　語りえなさを語るということ」は精神病理学の本分ともいうべき統合失調症のテーマに戻り氏の立場を示す。

「最終章　精神病理学は，絶滅寸前か」は，一般の読者にとってもわかりやすい筆致で，精神病理学という立場について率直に論じた興味深い章である。

　精神病理学は，これほど大胆な切り方を見せるものはない，と私は時々思う。これほど小気味よく世界を分割整理する学問はない。細部を大胆に切り捨て，精神や時代の本質を一直線につかもうというのが精神病理学なのだ。氏は最近話題になることが多くなった解離や，これも私たちの関心を引いてやまない発達障害の問題をコントラフェストゥムというカテゴリーでくくる。解離ポジションという概念を提出して第4のポジションとして位置づけようとする。最初はそうだろうか，とその大胆さに圧倒されつつも読み進めるうちに，いつの間にか惹きこまれ，納得している。精神病理学という人間の心の細部に分け入るはずの学問が，実は社会の流れを大きくとらえることに寄与する。ちょっと想像が過ぎるかもしれないが，スティーブン・ホーキングによりなしえた量子力学と宇宙論の統合理論を連想した。

　本書を読みながら同時に考えたのは，精神科医として生きるとはどういうことかである。氏はその幅広い読書を通じて臨床に向かう。そこには精神病理学的な理解をいかに患者のケアに役立てるかについての腐心のあとが感じられる。

　ところでここ2週間ほど，私はかなりの時間を割いてこの「解離する生命」を読んでいるが，おそらく半分以上を理解できないでいることを告白しなくてはならない。しかし本書が難解の部類に属し，ハイレベルの内容であるのも事実であろう。日本が生んだ木村敏という天才の第一の門下生である氏が属するという研究会「アポリア」の参加者のレベルで初めて十分にその価値を把握できるような内容であろうと思う。私のように精神病理の世界に入ろうとして，門前であきらめた過去を持つ一臨床家に容易にわかるはずがない。というよりわかっては失礼であろう。

　最後に蛇足のようだが，氏の文章は美しく格調が高い，ということも是非付け加えておきたい。評者は氏とは解離の会合で一緒になることも多く，しかも私の方がかなり年上なために，氏への極端な理想化や畏怖

の念を持つことはあまりないが、木村の後を継ぐ風格をすでに備えていることは、本書を手に取った人なら誰でも感じるのではないだろうか。

細澤仁先生

　細澤先生はわが国の精神分析の文脈で解離性障害の治療論を展開する。細澤の解離の論考は私も常々興味を持っていた。彼の著作には『解離性障害の治療技法』（みすず書房，2008年）というモノグラフがあるが、ここでは彼の論文「精神分析的精神療法——Sandor Ferenczi の『大実験』再考」（精神療法 35: 187-193, 2009）から読み取れる彼の思考のエッセンスについて触れてみたい。彼の論旨は、フェレンツィの行ったいわゆる「大実験」（すなわち患者にできるだけ多くを提供し、退行状態を作る）に多くを学びつつ、ウィニコットの治療論に基づいた一時ナルシズムを分析的に扱うという手法を重んじるというものである。

　細澤の治療論の特徴は、精神分析の理論的な枠組みに従っていることにあるといっていいだろう。そこで解離性障害の不安は、精神病水準の不安である、という定式化が導入される。このことは必然的に、そこで問題になる一次ナルシシズムを抱えるという理論につながるわけであるが、重要なのは、そこでは外傷の再演は必然的に起きること、そこで「抱えを提供すること」は「境界の破壊」であり、「治療者の行動化」であることをわかって行い、それを解釈を通じて返すことで悪性の退行を招くことがないとする。

　私は治療者は常に創造的であるべきだと思うし、古い理論にとらわれるのはいやである。だからメンタリティは細澤先生的なのだ。ただしおそらく私は彼よりもさらに分析の枠組みからは外れているらしく、解離性障害を精神病性不安という分析的概念から理解するという立場とは異なる。やはり「解離は解離、精神病とは違う」のである。もちろん一部の患者さんは深刻な退行を通じての回復が必要かもしれないが、自然に回復する人たちもいる。それらの人たちには「大実験」を行うことはないだろう。ただし細澤先生の理論を境界性パーソナリティ障害に当てはめるとすれば、かなり合点がいく部分がある。

　ところで私はかつて前述の『解離性障害の治療技法』の書評を発表したこ

とがある。それを以下に掲載しておこう。

　本書は気鋭の精神科医であり，精神分析的療法家でもある細澤仁氏による解離性障害の臨床研究書である。本書は序論に続いて「第1部　解離性障害を理解するために」，「第2部　ある解離性同一性障害患者との心理療法」，「第3部　解離性障害をめぐる臨床上の諸問題」の3部により構成されている。

　「序論　解離性障害治療私史」では，細澤氏（以下「著者」とする）が解離性障害について関心を持つに至ったいきさつを含む個人史を披瀝しているが，解離性障害の臨床研究の先鞭をつけた，今は亡き安克昌氏との著者の交流が綴られている。実は私はその安氏に招かれて1996年に神戸を講演のために訪れた。その時ケースプレゼンテーションを行った，当時は研修医の細澤氏の才気溢れる姿も記憶に残っている。

　第2部に収められた第3，第4，第5章では，DIDの症例Gとの7年10カ月に及ぶ精神療法プロセスが論じられ，本書の中核部分をなす。GはDIDを有する若い女性であり，ＳＭプレイや自傷行為，失声などの多彩な症状を示す。これらの3章においては，著者の解離に関する基本姿勢が明らかにされている。それは解離を外傷により刺激された精神病水準の不安への防衛として捉えるという方針である。また著者のDIDの治療における基本姿勢は一貫して精神分析的な理解に基づいたものであり，転移状況を外傷の再演として捉えるということである。

　また最後の「第9章　一般精神科臨床における解離性障害の治療に関する覚書」では，著者の解離性障害の治療に関するまとめが書かれているが，若干のコメントをしておかなくてはならない。この章で著者は，「治療者は患者が外傷記憶を語らないように積極的に働きかけるべきである」としている。またそれでも過去の外傷を語る患者に対して「もっとも危険な治療的介入は，受容的，共感的介入である」とし，その理由として「このような介入を行うと患者はよりいっそう退行する」とやや断定的に述べている。しかし言うまでもないことであるが，患者がトラウマ記憶を語るかどうかの是非はケースバイケースである。外傷記憶を語る機が熟している患者にそれをしないように積極的に働きかけること

は，外傷記憶を語るには時期尚早の患者にそうすることを促すことと同様に非治療的な結果を招くと言わなくてはならない。この種のころあいを見はかることが臨床家の手腕といえよう。同様の事情はまた，受容的，共感的態度を用いるということにも当てはまる。私は著者がこれらの件について断定的な言い方をすることは多くの点で誤解を生じるのではないかと危惧すると同時に，それは本来著者が意図するところのものもではないであろうと思う。たとえば外傷記憶の再演については，著者自身がこの著書全体で語っているように，半ば不可避的に生じる以上は，それが想起に結びつく可能性は常にある。

　さて本書全体の印象を述べるならば，極めて緻密に構成された論述と熟慮された治療的アプローチが描かれており，極めて価値ある研究書であり技法書であるといってよい。著者はまた自分自身の思考と感性に従った上で必要な理論を適宜取り入れつつ，独自の精神分析的な治療論を構成し，その意味でオリジナリティに富んだ書となっている。

　ただし私自身は本書の真の価値をこの書に見出す立場にはないかも知れない。本書はあくまでも精神分析的な前提，ないしは思考に立ったものである。私自身は精神分析と決して無縁とは言えない立場にあるが，その中では著者とはよって立つ理論的な背景をかなり異にしている。さらには解離性障害の患者を扱う際にも必ずしも分析的な立場を取らないことは，世界レベルでの解離研究の趨勢ともいえる。その意味では著者の才能や感性が精神分析的思考にのみもっぱら投入されていることは多少残念とも思う。

　ともあれ今後の細澤氏のますますの活躍に期待したい。

参考文献

Allen, J. G., Fonagy, F. (ed.) (2006) The Handbook of Mentalization-Based Treatment. Wiley. 狩野力八郎監修／池田暁史訳：メンタライゼーション・ハンドブック――MBT の基礎と臨床．岩崎学術出版社，2011.
American Psychiatric Association (1980) Diagnositc and Statistical Manual, 3rd edition. 高橋三郎，花田耕一，藤縄昭訳：DSM-III 精神障害の分類と診断の手引き．医学書院，1982.
American Psychiatric Association (2000) Diagnostic and Statistical Manual of Mental Disorders DSM-IV-TR (Text Revision). 高橋三郎，大野裕，染矢俊幸訳：DSM-IV-TR 精神疾患の診断・統計マニュアル．医学書院，2002.
American Psychiatric Association (2013) Diagnostic and Statistical Manual of Mental Disorders, Fifth Edition (DSM-5). American Psychiatric Publishing. 日本精神神経学会監修：DSM-5 精神疾患の診断・統計マニュアル．医学書院，2014.
安克昌 (1997) 解離性（転換性）障害．B 診断と治療．臨床精神医学講座 5．神経症性障害・ストレス関連障害．中山書店．pp.443-470.
Bailey, D. J., Kim, J. J., Sun, W., Thompson, R. F., Helmstetter, F. J. (1999) Acquisition of fear conditioning in rats requires the synthesis of mRNA in the amygdala. Behav. Neurosci., 113; 276-282.
Berker, E. A. et al. (1986) Translation of Broca's Report. Arch. Neurolog., 43; 1065-1072.
Blanke, O., Ortigue, S., Landis, T., & Seeck, M. (2002) Stimulating illusory own-body perceptions. Nature, 419; 269-270.
Bliss, E. L., Larson, E. M., & Nakashima, S. R (1983) Auditory hallucinations and Schizophrenia. Journal of Nervous & Mental Disease, 171; 30-33.
Bremner, D., et al. (1998) Measurement of dissociative states with the Clinician-Administered Dissociative States Scale (CADSS). J. Trauma Stress, 11; 125-36.
Bremner, D. (2009) Neurobiology of Dissociation: A View From the Trauma Field. In: Dell, Paul F., O'Neil, John A. (Ed.) (2009) Dissociation and the dissociative disorders: DSM-V and beyond, Routledge/Taylor & Francis. pp.329-336.
Bromberg, P. M. (1995) Resistance, object usage, and human relatedness. In: Standing in the Spaces: Essays on Clinical Process, Trauma, and Dissociation. The Analytic Press, 1998.
Bromberg, P. M. (1998) Standing in the spaces: Essays on clinical process, trauma, and

dissociation. Hillsdale, NJ, Analytic Press.

Bromberg, P. M.（2011）The Shadow of the Tsunami: and the Growth of the Relational Mind. Rougledge. 吾妻壮，岸本寛史，山愛美訳：関係するこころ――外傷，癒し，成長の交わるところ．誠信書房，2014.

Critchley, H. D., Wiens, S., Rothstein, P., Ohman, A., & Dolan, R. J.（2004）Neural systems supporting interoceptive awareness. Nature Neuroscience, 7; 189–195.

Davies, J. M., Frawley, M. G.（1992）Dissociative Processes and Transference-Countertransference Paradigms in the Psychoanalytically Oriented Treatment of Adult Survivors of Childhood Sexual Abuse. Psychoanal. Dial., 2; 5–36.

Dell, P.（2009）The Phenomena of Pathological Dissociation. In: Dell, Paul F., O'Neil, John A.（Ed.）（2009）Dissociation and the dissociative disorders: DSM-V and beyond. Routledge/Taylor & Francis Group. pp.225–237.

Ecker, B., Ticic, R., Hulley, L.（2012）Unlocking the Emotional Brain: Eliminating Symptoms at Their Roots Using Memory Reconsolidation. Routledge.

Eknoyan, D., Hurley, R. A., Taber, K. H.（2013）The Neurobiology of Placebo and Nocebo: How Expectations Influence Treatment Outcomes The Journal of Neuropsychiatry and Clinical Neurosciences, 25; vi–254.

Everly, G. S., Mitchell, J. T.（1997）Critical Incident Debriefing Schedule. Chevron Publishing Corporation. 飛鳥井望，藤井厚子訳：惨事ストレスケア――緊急事態ストレス管理の技法．誠信書房，2004.

Freud, S（1895）Project for the scientific psychology. SE. Vol. I 小此木啓吾訳：科学的心理学草稿．フロイト著作集 7．人文書院，1974.

Guz, H., Doganay, Z., Ozkan, A., Colak, E., Tomac, A., Sarisoy, G.（2004）Conversion and somatization disorders; dissociative symptoms and other characteristics. J. Psychosom. Res., 56; 287–291.

Happaney, K., Zelazo, P. D., & Stuss, D. T.（2004）Development of orbitofrontal function: Current themes and future directions. Brain and Cognition, 55; 1–10.

Herman, J. L（1992）Trauma and Recovery. Basic Books. New York. 中井久夫訳：心的外傷と回復．みすず書房，1999.

Herman, J. L.（1992）Complex PTSD: A syndrome in survivors of prolonged and repeated trauma. Journal of Traumatic Stress. 5; 377–391.

Hesse, E., & Main, M.（2006）Frightened, threatening, and dissociative parental behavior in low-risk samples: description, discussion, and interpretations. Development and Psychopathology, 18; 309–343.

Hogel, E. A., Worthington, J. J., Nagurney, J. T., Chang, Y., Kay, E. B., Feterowski, C. M., Katzman, A. R., Goetz, J. M., Rosasco, M. L., Lasko, N. B., Zusman, R. M. Pollack, M. H., Orr, S. P., Pitman, R. K.（2012）Effect of Acute Posttrauma Propranolol on PTSD Outcome and Physiological Responses During Script-Driven Imagery. CNS

Neuroscience & Therapeutics, 18; 21-27.
Holmes, G., Sirven, J., Fisher, R. (2013) Reviewed by: Robert S. Fisher, RS 9/2013 Temporal Lobe Epilepsy. Epilepsy Foundation (http://www.epilepsy.com/learn/types-epilepsy-syndromes/temporal-lobe-epilepsy 2014).
Honig, A., Romme, M. A. J., Ensink, B. J., Escher, S. D. M. A. C., Pennings, M. H. A., & deVries, M. W. (1998) Auditory hallucinations: A comparison between patients and nonpatients. Journal of Nervous & Mental Disease, 186; 646-651.
Hopper, A., Ciorciari, J., et al. (2002) EEG Coherence and Dissociative Identity Disorder Comparing EEG Coherence in DID Hosts, Alters, Controls and Acted Alters. Journal of Trauma & Dissociation, 3: 75-88.
Hornstein, N. L., & Putnam, F. W. (1992) Clinical phenomenology of child and adolescent dissociative disorders. Journal of the American Academy of Child and Adolescent Psychiatry, 31; 1077-1085.
細澤仁(2009) 精神分析的精神療法——Sandor Ferencziの「大実験」再考. 精神療法 35; 187-193.
細澤仁(2008) 解離性障害の治療技法. みすず書房.
百田尚樹(2014) プリズム. 幻冬舎文庫.
International Society for the Study of Trauma and Dissociation (2011) Guidelines for Treating Dissociative Identity Disorder in Adults, Third Revision: Summary Version Journal of Trauma & Dissociation, 12; 188-212.
Janet, P. (1889) L'automatisme Psychologique. Une critique radicale des classifications des facultés de l'âme Félix Alcan. 松本雅彦訳：心理学的自動症——人間行動の低次の諸形式に関する実験心理学試論. みすず書房, 2013.
笠原嘉(2012) 精神科と私——二十世紀から二十一世紀の六十年を医師として生きて. 中山書店.
Kikuchi, H., Fujii, T., Abe, N., Suzuki, M., Takagi, M., Mugikura, S., Takahashi, S., Mori, E. (2010) Memory repression: brain mechanisms underlying dissociative amnesia. J. Cogn. Neurosci., 22; 602-13.
Kluft, R. P. (1991) Multiple personality disorder. In: A. Tasman & S. Goldfinger (Eds.) The American psychiatric press annual review of psychiatry, vol.10; 161-188: American Psychiatric Press.
Lanius, R. A., Williamson, P., Boksman, K., Densmore, M., Gupta, M., Neufeld, R. W., et al. (2002) Brain activation during script-driven imagery induced dissociative responses in PTSD: A functional magnetic resonance imaging investigation. Biological Psychiatry, 52; 305-311.
Lanius, R. A., Williamson, P. C., Densmore, M., Boksman, K., Neufeld, R. W., Gati, J. S., & Menon, R. S. (2004) The nature of traumatic memories: A 4-T fMRI functional connectivity analysis. Am. J. Psychiatr., 161; 36-44.

Lanius, R. A., Williamson, P. C., Bluhm, R. L., Densmore, M., Boksman, K., Neufeld, R. W. I., Gati, J. S., & Menon, R. S. (2005) Functional connectivity of dissociative responses in posttraumatic stress disorder: A functional magnetic resonance imaging investigation. Biological Psychiatry, 57; 873–884.

Lanius, R. A., Bluhm, R., Lanius, U., et al. (2006) A review of neuroimaging studies in PTSD: heterogeneity of response to symptom provocation. J. Psychiatr. Res., 40; 709–729.

Lanius, R. et al. (2012) The Dissociative Subtype of PTSD: Rationale, Clinical and Neurobiological Evidence, and Implications. Depression and Anxiety. 29; 701–708.

Lanius, R. A., Brand, B., Vermetten, E., Frewen, P. A., & Spiegel, D. (2012) The dissociative subtype of posttraumatic stress disorder: rationale, clinical and neuro-biological evidence, and implications. Depression and Anxiety, 29; 1–8.

LeDoux, J. (1996) The Emotional Brain: The Mysterious Underpinnings of Emotional Life. Simon & Schuster.

Libet, B. (2005) Mind Time: The Temporal Factor in Consciousness (Perspectives in Cognitive Neuroscience). Harvard University Press, Cambridge. 下條信輔訳：マインド・タイム――脳と意識の時間．岩波書店，2005.

前野隆司（2004）脳はなぜ「心」を作ったのか――「私」の謎を解く受動意識仮説．筑摩書房．

Main, M., & Solomon, J. (1986) Discovery of an insecure-disorganized/disoriented attachment pattern: Procedures, findings and implications for the classification of behavior. In T. B. Brazelton & M. Yogman (Eds.) Affective Development in Infancy. Norwood, pp.95–124.

Mayo Clinic: www.mayoclinic.org/diseases-conditions/transient-global-amnesia/basics/definition/con-20032746 2014

McGuire, P. K., Shah, G. M., Murray, R. M. (1993) Increased blood flow in Broca's area during auditory hallucinations in schizophrenia. Lancet, 342 (8873); 703–6.

Misanin, J. R., Miller, R. R., Lewis, D. J. (1968) Retrograde amnesia produced by electroconvulsive shock after reactivation of a consolidated memory trace. Science. 160; 554–555.

Nader, K., Schafe, G. E., LeDoux, J. E. (2000) Fear memories require protein synthesis in the amygdale for reconsolidation after retrieval. Nature, 406; 722–726.

永井達哉，山末英典（2009）解離の生物学．岡野憲一郎編：専門医のための精神科臨床リュミエール 20．解離性障害．中山書店，pp.44–54.

野間俊一（2012）解離する生命．みすず書房．

岡野憲一郎（2000）心のマルチネットワーク．講談社新書，講談社．

岡野憲一郎（2006）脳科学と心の臨床．岩崎学術出版社．

岡野憲一郎（2007）解離性障害．岩崎学術出版社．

岡野憲一郎（2010）わかりやすい解離性障害入門．星和書店．
岡野憲一郎（2011）続解離性障害．岩崎学術出版社．
岡野憲一郎（2013）脳から見える心．岩崎学術出版社．
岡野憲一郎（2014）恥と自己愛トラウマ．岩崎学術出版社．
岡野憲一郎（2014）解離性（転換性）障害の初回面接．臨床精神医学 43; 487-492.
小此木啓吾編（2002）精神分析事典．岩崎学術出版社．
Olds, J., Milner, P.（1954）Positive reinforcement produced by electrical stimulation of septal area and other regions of rat brain. J. Comp. Physiol. Psychol. 47; 419-27.
Orange, D. M. and Atwood, G. E.（1997）Working Intersubjectively: Contextualism in Psychoanalytic Practice（Psychoanalytic Inquiry Book Series）. Routledge. 丸田俊彦，丸田郁子訳：間主観的な治療の進め方——サイコセラピーとコンテクスト理論．岩崎学術出版社，1999.
Pitman, R. K., Sanders, K. M., Zusman, R. M., et al.（2002）Pilot Study of Secondary Prevention of Posttraumatic Stress Disorder with Propranolol. Biol. Psychiatry, 51; 189-192.
Porges, S. W.（2001）The polyvagal theory: phylogenetic substrates of a social nervous system. Int. J. Psychophysiol., 42: 123-46.
Putnam, F. W.（1989）Diagnosis and treatment of multiple personality disorder. Guilford Press. 安克昌，中井久夫訳：多重人格障害——その診断と治療．岩崎学術出版社，2000.
Racker, H.（1957）The meanings and uses of countertransference. In: Transference and Countertransference. New York: International Universities Press, 1968, pp.127-173.
Renik, O., Rothstein, A., Chussed, J. & Ellman, S.（1999）Enactment: An open panel discussion IPTAR, October, 18, 1997. Journal of Clinical Psychoanalysis, 8; 7-92.
Ridley, M.（2003）Nature via Nurture: Genes, Experience, & What Makes Us Human. 中村桂子，斉藤隆央訳：やわらかな遺伝子．早川書房，2014.
Rodriguez-Ortiz, C. J., and Bermúdez-Rattoni, F.（2007）Neural Plasticity and Memory, From Genes to Brain Imaging, CRCP Press.
Ropohl, A., Sperling, W., Elstner, S., Tomandl, B., Reulbach, U., Kaltenhäuser, M., Kornhuber, J., Maihöfner, C.（2004）Cortical activity associated with auditory hallucinations. Neuroreport, 15; 523-526.
Ross, C. A.（1997）Dissociative Identity Disorder Diagnosis, Clinical Features, and Treatment of Multiple Personality, second Edition. John Wiley & Sons, Inc.
Ross, C. A.（2009）The theory of a dissociative subtype of schizophrenia. In: Dell, Paul F., O'Neil, John A. (Ed.)（2009）Dissociation and the dissociative disorders: DSM-V and beyond, Routledge/Taylor & Francis Group. pp.487-493.
Ross, C. A.（2011）Possession experiences in dissociative identity disorder: a preliminary study. J. Trauma Dissociation, 12; 393-400.

Şar, V., Yargic, L. I., Tutkun, H.（1996）Structured interview data on 35 cases of dissociative identity disorder in Turkey. Am. J. Psychiatry, 153; 1329–33.

Schore, A.（2009）Attachment trauma and the developing right brain: origins of pathological dissociation. In Dell, Paul F., O'Neil, John A.（Ed.）（2009）Dissociation and the dissociative disorders: DSM-V and beyond. Routledge/Taylor & Francis Group, pp.107–140.

柴山雅俊（2007）解離性障害――「後ろに誰かがいる」の精神病理．筑摩書房．

柴山雅俊（2010）解離の構造．岩崎学術出版社．

Simeon, D., Guralnik, O., Knutelska, M., Yehuda, R., Schmeidler, J.（2003）Basal norepinephrine in depersonalization disorder. Psychiatry Res., 121; 93–97.

Simeon, D., Guralnik, O., Schmeidler, J., Sirof, J., Knutelska, M.（2001）The role of childhood interpersonal trauma in depersonalization disorder. Am. J. Psychiatry, 158; 1027–1033.

Sperling, W., Martus, P., Kober, H., Bleich, S., Kornhuber, J.（2002）Spontaneous, slow and fast magnetoencephalographic activity in patients with schizophrenia. Schizophr Res. 58; 189–199.

Spiegel, D.（2010）Editorial: Dissociation in the DSM-5. Journal of Trauma and Dissociation, 11; 261–265.

Spiegel, D., et al.（2013）Dissociative Disorders in DSM-5. Annual Review of Clinical Psychology, 9; 299–326.

Stern, D. B.（1997）Unformulated experience: From dissociation to imagination in psychoanalysis. The Analytic Press.

Stern, D. B.（2004）The Eye Sees Itself: Dissociation, Enactment, and the Achievement of Conflict. Contemporary Psychoanalysis, 40; 197–237.

Stern, D. B.（2009）Partners in Thoughts: Working with Unformulated Experience, Dissociation, and Enactment. Routledge. 一丸藤太郎監訳／小松貴弘訳：精神分析における解離とエナクトメント．創元社．2014.

Stroke Association: http://www.strokeassociation.org/STROKEORG/AboutStroke/TypesofStroke/TIA/TIA-Transient-Ischemic-Attack_UCM_310942_Article.jsp 2014

杉下和行，岡村毅，柴山雅俊（2009）解離性障害の疫学と最近の動向．臨床精神医学（特集 解離性障害），38; 1433–1441.

Sullivan, H. S.（1940）Conceptions of Modern Psychiatry. New York: Norton, 1953.

Sullivan, H. S.（1953）The interpersonal theory of psychiatry. New York: Norton.

Symington, N.（1983）The analyst's act of freedom as agent of therapeutic change. International Review of Psycho-Analysis, 10; 283–291.

田辺肇（2004）DES――尺度による病理的解離性の把握．臨床精神医学 33．増刊号（特集「精神科臨床評価検査法マニュアル」）; 293–307.

田辺肇（2009）病的解離性の DES-T 簡易判定法――解離性体験尺度の臨床的適応上の工夫．こころの臨床 à·la·carte, pp.285-291．星和書店．

Tzourio-Mazoyer, N., DeSchonen, S., Crivello, F., Reutter, B., Aujard, Y. & Mazoyer, B.（2002）Neural correlates of woman face processing by 2-month-old infants. Neuroimage, 15; 454-46l.

van der Hart, O., Nijenhuis, E. R. S., Steele, K.（2006）The Haunted Self: Structural Dissociation and the Treatment of Chronic Traumatization. W. W. Norton & Co. 野間俊一，岡野憲一郎訳：構造的解離：慢性外傷の理解と治療．上巻（基本概念編）．星和書店，2011.

van der Kolk, B. A., Saporta, J.（1987）Psychological Trauma, American Psychiatric Association Press.

van der Kolk, B. A., van der Hart, O., Marmar, C. R.（1996）Dissociation and information processing in posttraumatic stress disorder. In: B. van der Kolk, A. C. FcFarlane, & L. Weisaeth（Eds.）Traumatic stress, 303-327, Guilford Press.

Vermitten, E., Lanius, R., Bremner, D.（2008）Contributions of traumatic stress studies to the neurobiology of dissociation and dissociative disorders: implications for schizophrenia. In: Psychosis, Trauma and Dissociation: Emerging Perspectives on Severe Psychopathology by Andrew Moskowitz, Ingo Schafer and Martin Justin Dorahy. Wiley.

Vogel, M., Braungardt, T., Grabe, H. J., Schneider, W. & Klauer, T.（2013）Detachment, Compartmentalization, and Schizophrenia: Linking Dissociation and Psychosis by Subtype. J. Trauma Dissociation, 14; 273-87.

World Health Organization（1992）ICD-10 Classification of Mental and behavioral disorders: Clinical Descriptions and Diagnostic Guidelines. 融道雄，中根允文，小見山実監訳：ICD-10 精神および行動の障害――臨床記述と診断ガイドライン．医学書院，1993.

あとがき

　本書は私の解離に関する臨床研究の3冊目のモノグラフである。解離性障害についての本格的な臨床を開始してもう10年以上が経過しているが，これらの3冊には私が解離を考える上での思考の流れが示されているといえるかもしれない。私の日常はしかし，解離の理論の発展というよりは，日々の臨床での驚きの連続といえるかもしれない。初診で出会った後に何らかの感慨を持つことのないケースはない。それほどに解離の臨床はケースごとに様々な諸相を示してくれるとともに，そのなぞの深さをも認識させてくれる。

　私の解離に関する本については，症例が出てこないという点は認めなくてはならない。しかしどうしても個人的な問題について書けないのである。ただしそこから積み上げたエッセンスを盛り込んでいるつもりである。

　また今回も，もとバイジーでもあり同僚でもある加藤直子先生に文章全体を細かく見ていただき，いろいろ貴重なコメントをいただいた。この場を借りて深くお礼を申し上げたい。また私に多くの刺激を与えてくれている患者さんたちおよび大学院生，研究会のメンバーの皆様に感謝をしたい。

　最後ではあるが，今回このような形で本書を出版する機会を再び与えていただいた岩崎学術出版社の長谷川純氏には，その日ごろからの懇切丁寧なアドバイスと援助に深く感謝の意を表したい。

平成27年　晩春　著者

（付記）
　本書の大部分は書き下ろしであるが，一部に既に発表をした論文をもとに加筆修正を行ったものがある。それらを以下に示しておきたい。

- 「書評『関係するこころ』（フィリップ・ブロンバーグ著，吾妻壮ら訳）」精神療法

第 41 巻 1 号，2015（→第 1 部第 6 章）

- 「解離性（転換性）障害の初回面接」 臨床精神医学（特集 私の初期面接：なにをどう聞き，どう伝えているか） 第 43 巻第 4 号，2014（→第 2 部第 7 章）
- 「DSM-5 における解離症群」 DSM-5 を読み解く 中山書店，2014，pp.188–194（→第 2 部第 8 章）
- 「解離性障害をいかに臨床的に扱うか」 精神神経学雑誌 第 117 巻第 6 号，2015（→第 2 部第 9 章，10 章，11 章）
- 「ほんとの対話『解離の構造』（柴山雅俊）」 こころの科学 第 156 巻，2011（→付章）
- 「書評『解離する生命』（野間俊一著）」 精神医療 第 4 次 70 号，2013（→付章）
- 「書評『解離性障害の治療技法』（細澤仁著）」 トラウマティック・ストレス 第 7 巻第 1 号，2009（→付章）

人名索引

Ainsworth, M.　　*16*

Benjamin, J.　　*80, 88, 169*
Berger, H.　　*164*
Blanke, O.　　*23*
Bleuler, E.　　*123*
Broca, P.　　*163*
Bromberg, P.　　*70, 72, 73, 75, 83～91, 170, 173*
Bucci, W.　　*88*

Cannon, W. B.　　*22*

Davies J.　　*71*
Dell, P.　　*177, 178*

Ecker, B.　　*33～35, 41, 49*

Fairbairn, W. R. D.　　*12, 172*
Fonagy, P.　　*71, 72, 84*
Freud, S.　　*11, 12, 23, 66, 67, 74, 76, 77, 79, 82, 86～88, 163, 164, 166～170, 172～175*

Grotstein, J.　　*89*

Herman, J.　　*119, 126*
細澤仁　　*184～186*

井ノ口馨　　*31*

Janet, P.　　*11, 66, 172, 174*

笠原嘉　　*130*

Kluft, R.　　*140*

Lanius, R. A.　　*128*
LeDoux, J.　　*25, 26, 29, 168*
Libet, B.　　*169, 170*

Main, M.　　*16*
松本雅彦　　*122, 124, 126, 189*
Misanin, J. R.　　*26, 27, 29*
Mitchell, J.　　*53, 54*

Nader, K.　　*29*
野間俊一　　*181*

Olds, J.　　*168, 169*

Pitman, R.　　*25, 26*
Porges, S.　　*16, 21*
Putnam, F. W.　　*138*

Racker, H.　　*73*
Ross, C.　　*114, 125, 126*

Schore, A.　　*15～20, 22, 23, 83, 177*
柴山雅俊　　*100, 125, 126, 178～181*
清水弘之　　*127*
Solomon, J.　　*16*
Spiegel, D.　　*112～115*
Stern, Donnel B.　　*11, 66～68, 70, 72～75, 69, 75～79, 81～84, 85, 88, 90, 170, 173*
Sullivan, H. S.　　*72～74, 83, 84, 172, 173, 175*
Symington, N.　　*76*

Tronick, E. *17*

van der Hart *3, 126, 148*

van der Kolk *20*

Winnicott, D. W. *80, 172, 184*

事項索引

あ行

愛着トラウマ　　15, 16, 146
愛着理論　　15〜23, 16, 83
アイデンティティ　　108
悪性の退行　　158, 184
アクチビン　　31, 32
アニソマイシン　　26, 27, 29, 30
アモック　　112
アンビバレンス　　69
暗黙の知　　90
言い間違え　　170
医原性　　155
意識野　　87
一次感覚野　　167
一次ナルシシズム　　184
イメージトレーニング　　39
インデックスカード　　36, 37, 42, 43, 46〜48, 146
うつ病　　109, 122
右脳　　15, 18, 19, 23
エクソシズム　　115
エクトプラズム　　166
エナクトメント　　12, 66, 68〜70, 79, 80, 82, 83, 91, 172
エピネフリン　　25
遅い経路　　167
オピオイド系　　165
思い込み　　4

か行

快感中枢　　168, 169
下意識　　172

解釈　　175
　　——中心主義　　89
　　スプリッティングの——　　85
外傷モデル　　85
海馬　　19, 57, 145
改編　　30
解離　　1〜3, 5〜12, 15〜22, 24, 29, 49, 50, 63, 64, 66〜88, 90, 91, 93, 95〜101, 103, 104, 106〜111, 113〜128, 130, 132, 134, 135, 137, 140, 142〜146, 148〜151, 155, 156, 159, 161, 163, 170〜186, 192
　　——の対人化　　70
　　受動的な——　　11
　　第一次——　　118
　　第二次——　　118
　　強い——　　11, 66, 71, 72, 82
　　能動的な——　　11
　　弱い——　　11, 66, 72, 82, 90
解離症　　107
解離性健忘　　107, 109, 145
解離性障害　　1〜3, 5, 6, 8, 10〜12, 15, 17, 64, 66, 71, 74, 82, 90, 95〜101, 103〜110, 112, 113, 115〜127, 129〜132, 134〜137, 141〜147, 149, 158, 161, 162, 177, 179〜181, 184〜186
解離性統合失調症　　125
解離性トランス　　112, 115
解離性遁走　　98, 107, 109, 110, 122, 138, 150
解離否認症候群　　2〜5
解離ポジション　　182, 183
カウンセラー　　51
「科学的心理学草稿」　　164
過剰同調性　　100

カタルシス効果　150
カッティング　99
葛藤　74, 76〜81, 85
　　家族間の——　141
関係性　67, 84
　　——理論　67
関係念慮　123
鑑別　121〜123
記憶
　　——の改編　144, 145
　　——の欠損　98
機知　170
技法　87
虐待　145, 157
逆転移　67, 68, 71, 81
　　——神経症　73
急性解離反応　115
教育分析　67
境界性パーソナリティ障害　126, 181, 182 → BPD
強迫行為　79
恐怖徐脈　22
虚偽性障害　122
緊急事態ストレス・デブリーフィング　53
緊張病型（統合失調症）　109
黒幕人格　132〜134
血圧　16
欠損モデル　85
血流量　165
幻覚　97, 123
幻視　99
現実感喪失体験　107, 117
幻聴　99, 101, 123, 124, 165
　　——体験　178
健忘　178
　　——障壁　112, 177
交感神経系　17, 21
攻撃性　73, 103
構造的解離理論　3, 120, 126, 146, 148

構築主義　74
後頭葉　165
　　——皮質感覚連合野　108
コーチング　140
子育て　160
子どもの人格部分　152〜162
コヒアレンス療法　35
コルチゾール　22
コントラフェストゥム　183
コンピューター　31
混乱　16

さ行

再活性化　34
サイクロヘキシミド　26
再固定化　24〜49, 144〜151
　　——の時間帯　34
催眠　153
作為体験　80
左脳　175
詐病　122
恣意的　171
支持的　159
歯状核　57
自然消滅　141
失見当　16
失策行為　81
疾病利得　137
シナプス　31, 32, 51
　　——形成　19, 63
ジプレキサ　96
自分でない自分　72, 172, 173
島　20
社会生活歴　100
自由連想法　170, 171
受動意識化説　75
シュナイダーの一級症状　125
症　107
小精神療法　130
常同的行動　116

小脳　167
初回面接　98, 101, 103
初期統合失調症　180
自律神経系　19, 21
自律性　172
ジン　113
人格交代　5, 111
新型うつ　4, 5
神経回路　58, 60〜63
神経細胞　31, 163
神経ネットワーク　51, 62, 63, 175
真正さ　67
身体化症状　178
身体表現性解離　120
身体表現性障害　117
侵入体験　177, 178
心拍数　16, 117
心理自動症　172
心療内科医　152
髄膜炎　42
ストレス　21, 100, 106, 115, 130
　──因　142
　──ホルモン　25
スプリッティング　73
　──の解釈　85
生育歴　100
生活史年表　139
精神科医　152
精神症状検査　101
精神表現性解離　120
精神病性　122〜124
精神病様の症状　123
精神病理学　118, 181, 183
精神分析　3, 66, 67, 69, 82, 90, 91, 163, 170〜172
精神分裂病　123
精緻化　111
性的トラウマ　52
脊髄　167
摂食障害　182

全生活史健忘　111
前帯状回　20, 118, 119
前頭前野　108, 118
躁うつ病　122
臓器移植精神医学　182
喪失体験　141
疎隔体験　108
側坐核　165, 168
側頭葉てんかん　127, 128

た行

体外離脱　125
第二次解離　119
大脳基底核　167
大脳皮質　167
大脳辺縁系　108, 167
タイプD　16, 17, 20
他の特定される解離症／他の特定される
　解離性障害　115
タンパク質合成阻害剤　26, 29
知覚情報　167
中枢神経系　21, 163
中脳被蓋野　168
長期増強　57
直感　76
陳述的な記憶　35
出癖（でぐせ）　156〜158, 162
デブリーフィング　53, 56, 57
転移　68, 71
てんかん　122
転換性障害　119, 120
電気けいれん療法　28, 29
電気ショック　26, 27, 29
投影性同一視　72, 73
統合　137〜139
統合失調症　4, 46, 74, 80, 96, 109, 122, 123, 165, 180
　──の解離性サブタイプ　125
洞察　89
闘争‐逃避　20, 22, 168

盗聴　46
同調型　73
投薬　140
ドーパミン経路　168
ドーパミンニューロン　169
特定不能の解離症／解離性障害　116, 121
隣同士に置かれていること　38
トラウマ　8, 9, 17, 19〜21, 57, 71, 99, 100, 105, 106, 125, 129〜136, 153, 154, 160, 173, 178
　――記憶　24, 57, 132, 136, 142, 185
　――とストレス因関連障害　106
　――論者　83
　大文字の――　85
　二次的な――　137
トラウマティックストレス　9, 130
トランス状態　151, 178
遁走　111, 178
鈍麻反応　19

な行

内側前頭皮質　119
ナマハゲ　9
ナロキソン　165
二次的な構造的解離　126
二者心理学　67
二相性の反応　20
入院治療　141
ニューロン　17, 163
認知行動療法　118
ネガティブ・フィードバック　109
寝た子は起こすな　134
ネットワーク　61, 64, 144
脳科学　15, 83
脳幹　167
脳波　164, 165
脳波コヒーレンス解析　165
ノルエピネフリン　25

は行

ハードウェアの摂理　166
背外側前頭前野　165
背側迷走神経　21, 22
ハイマート　182
破瓜型（統合失調症）　109
白昼夢　180
暴露療法　57, 129〜136
箱庭　160
発火パターン　17
発達障害　182, 183
速い経路　167, 168
パラタキシック　173
パワハラ　135
反復強迫　79
ヒーラー　115
非現実体験　108, 178
ヒステリー　2, 105, 172
ヒトダマ　166
ピブロクト　113
非明示的　23
憑依　112, 113
描画　160
病的憑依　112
非力動的　174, 176
ヒロイズム　129
不安信号説　76
ファンタジー　146
フェルトセンス　44, 47
フォーカシング　44
副交感神経系　17, 21
腹側前頭皮質　119
腹側迷走神経　21
プラセボ効果　165
フラッシュバック　20, 61, 118, 125, 135, 145, 146, 154, 160, 178
フリージング　22
『プリズム』　1, 2, 6, 7
ブローカ野　163

プロトタキシック　*173*
プロム　*10*
分離脳　*168*
閉所恐怖症　*147*
併存症　*104, 139*
βブロッカー　*25*
辺縁系　*118*
変換運動　*145*
ベンゾジアゼピン　*153*
扁桃核　*26, 29, 30, 118, 119, 167, 168, 170, 172*
防衛　*74*
忘却　*24, 30*
報酬系　*168, 170〜172*
ボーダーライン心性　*181*
補助線　*58, 59, 61, 64*
補足型　*73*

ま行

マサチューセッツ総合病院　*25*
マッピング　*138*
右前頭葉　*22*
ミスマッチ　*34, 146, 149, 150*
ミラーニューロン　*8*
無意識　*74, 79, 87〜89, 167〜169, 171*
メニンガー記念病院　*3*
妄想型（統合失調症）　*109*

や行

融合　*139*
夢　*170*
よい自分　*72, 172, 173*
抑圧　*12, 69, 76, 81, 84, 86, 87, 174*
抑制　*17, 86, 101, 144, 145*
　──の解除　*145*

ら行

ラター　*113*
離散的　*170, 172, 174, 176*
離人感・現実感消失障害　*107, 108, 109, 117, 118*
離人体験　*23, 107, 108, 117, 128, 178*
リスパダール　*96*
リビドー　*164*
リラクセーション　*102, 153*
霊　*115*
霊長類　*22*
レコード盤　*33, 34, 57*
レジリエンス　*19*

わ行

悪い自分　*72, 172, 173*

アルファベット

A-10神経　*168, 169*
ANP　*148*
ASD　*117*

BPD　*117, 122, 127*

C-PTSD　*119*
CADSS　*119*
CAN　*21*
CISD　*53, 54, 56*
CT　*164*

DDNOS　*113, 116, 117, 121*
DES　*99*
DID　*2〜7, 10, 12, 64, 85, 97, 98, 100, 101, 104, 108, 110〜117, 121〜127, 130, 132〜134, 137〜141, 143, 146〜149, 152, 154〜156, 162, 165, 178, 181, 185*
　非・憑依タイプの──　*114, 115*
　憑依タイプの──　*114*
DOSモード　*111*
DSM　*177*
DSM-5　*105〜120*
DSM-III　*116*

DSM-IV *116*
DSM-IV-TR *112, 116*

ECT → 電気けいれん療法
EMDR *41, 46*
ESP *125*

fMRI *165*

HPA 軸 *109*

MRI *117, 164*

PFA *54, 55*
PTSD *19, 20, 32, 53, 54, 106, 109, 117, 119, 146, 154*

QOL *129*

SCID-D *120*
SDQ-20 *120*

TRP *35, 38, 39, 41, 44, 46, 50, 111, 144, 147*

著者略歴
岡野憲一郎（おかの　けんいちろう）
1982年　東京大学医学部卒業，医学博士
1982～85年　東京大学精神科病棟および外来部門にて研修
1986年　パリ，ネッケル病院にフランス政府給費留学生として研修
1987年　渡米，1989～93年　オクラホマ大学精神科レジデント，メニンガー・クリニック精神科レジデント
1994年　ショウニー郡精神衛生センター医長（トピーカ），カンザスシティー精神分析協会員
2004年　4月に帰国，国際医療福祉大学教授を経て
現　職　京都大学大学院教育学研究科臨床心理実践学講座教授
　　　　米国精神科専門認定医，国際精神分析協会，米国及び日本精神分析協会正会員，臨床心理士
著訳書　恥と自己愛の精神分析，新しい精神分析理論，中立性と現実―新しい精神分析理論2，解離性障害，脳科学と心の臨床，治療的柔構造，新・外傷性精神障害，続・解離性障害，関係精神分析入門（共著），解離の病理（共著），脳から見える心，恥と自己愛トラウマ（以上岩崎学術出版社），自然流精神療法のすすめ（星和書店），気弱な精神科医のアメリカ奮闘記（紀伊國屋書店），心理療法／カウンセリング30の心得（みすず書房）他

解離新時代
―脳科学,愛着,精神分析との融合―
ISBN978-4-7533-1097-5

著　者
岡野 憲一郎

2015 年 8 月 30 日　第 1 刷発行
2021 年 5 月 13 日　第 4 刷発行

印刷　広研印刷(株)　／　製本　(株)若林製本工場

発行所　(株)岩崎学術出版社　〒101-0062 東京都千代田区神田駿河台 3-6-1
発行者　杉田 啓三
電話 03(5577)6817　FAX 03(5577)6837
Ⓒ2015　岩崎学術出版社
乱丁・落丁本はおとりかえいたします　検印省略

恥と自己愛トラウマ——あいまいな加害者が生む病理
岡野憲一郎著
現代社会に様々な問題を引き起こす恥の威力　　　　　　　　本体2000円

脳から見える心——臨床心理に生かす脳科学
岡野憲一郎著
脳の仕組みを知って他者の痛みを知るために　　　　　　　　本体2600円

脳科学と心の臨床——心理療法家・カウンセラーのために
岡野憲一郎著
臨床家による臨床家のための脳科学入門　　　　　　　　　　本体2500円

関係精神分析入門——治療体験のリアリティを求めて
岡野憲一郎・吾妻壮・富樫公一・横井公一著
治療者・患者の現実の二者関係に焦点を当てる　　　　　　　本体3200円

解離性障害——多重人格の理解と治療
岡野憲一郎著
解離という複雑多岐な現象を深く広くバランス良く考察する　本体3500円

続 解離性障害——脳と身体からみたメカニズムと治療
岡野憲一郎著
治療者は解離にどう対応すべきか。待望の続編　　　　　　　本体3400円

新 外傷性精神障害——トラウマ理論を越えて
岡野憲一郎著
多様化する外傷概念を捉える新たなパラダイムの提起　　　　本体3600円

解離の病理——自己・世界・時代
柴山雅俊編　内海健・岡野憲一郎・野間俊一・広沢正孝ほか著
時代とともに変貌する病像を理解するために　　　　　　　　本体3400円

実践入門 解離の心理療法——初回面接からフォローアップまで
細澤仁著
目の前の臨床のヒントになる実践のエッセンス　　　　　　　本体2200円

この本体価格に消費税が加算されます。定価は変わることがあります。